Komplexe Posttraumatische Belastungsstörung

Praxis der psychodynamischen Psychotherapie – analytische und tiefenpsychologisch fundierte Psychotherapie
Band 11

Komplexe Posttraumatische Belastungsstörung

Prof. Dr. Luise Reddemann, PD Dr. Wolfgang Wöller

Herausgeber der Reihe:

Prof. Dr. Manfred E. Beutel, Prof. Dr. Stephan Doering,
Prof. Dr. Falk Leichsenring, Prof. Dr. Günter Reich

Luise Reddemann
Wolfgang Wöller

Komplexe Posttraumatische Belastungsstörung

2., unveränderte Auflage

hogrefe

Prof. Dr. Luise Reddemann, geb. 1943. Nervenärztin und Psychoanalytikerin. 1985–2003 Leiterin der Klinik für Psychotherapie und psychosomatische Medizin des Evangelischen Johannes-Krankenhauses in Bielefeld. Seit 2007 Honorarprofessorin für Psychotraumatologie und psychologische Medizin an der Universität Klagenfurt. Durchführung zahlreicher Fort- und Weiterbildungsveranstaltungen.

PD Dr. Wolfgang Wöller, geb. 1952. Facharzt für Psychosomatische Medizin und Psychotherapie sowie für Neurologie und Psychiatrie, Psychoanalytiker. Ärztlicher Direktor und Leitender Abteilungsarzt der Abteilung 1 (Schwerpunkt Traumafolgeerkrankungen) der Rhein-Klinik, Krankenhaus für Psychosomatische Medizin und Psychotherapie, Bad Honnef. Lehrtätigkeiten an der Heinrich-Heine-Universität Düsseldorf, am Institut für Psychoanalyse und Psychotherapie Düsseldorf sowie in Kigali/Ruanda.

Bibliografische Information der Deutschen Nationalbibliothek

Die Deutsche Nationalbibliothek verzeichnet diese Publikation in der Deutschen Nationalbibliografie; detaillierte bibliografische Daten sind im Internet über http://dnb.dnb.de abrufbar.

Hogrefe Verlag GmbH & Co. KG
Merkelstraße 3
37085 Göttingen
Deutschland
Tel. +49 551 999 50 0
Fax +49 551 999 50 111
info@hogrefe.de
www.hogrefe.de

Satz: Beate Hautsch, Göttingen
Druck: PBtisk a.s., Příbram
Printed in Czech Republic
Auf säurefreiem Papier gedruckt

2., unveränderte Auflage 2019 C B A

(E-Book-ISBN [PDF] 978-3-8409-2961-8; E-Book-ISBN [EPUB] 978-3-8444-2961-9)
ISBN 978-3-8017-2961-5
http://doi.org/10.1026/02961-000

Inhaltsverzeichnis

Einleitung

Förderung natürlicher Selbstheilungstendenzen

Komplexe Traumatisierungen können die gesunde Entwicklung der Persönlichkeit nachhaltig prägen und negativ beeinflussen. Wie bei körperlichen Wunden gibt es einen natürlichen Heilungsverlauf auch bei seelischen Verletzungen, daher streben wir mittels einer psychodynamischen Traumatherapie an, uns an diesen „natürlichen Heilungsverlauf" anzuschließen. Die Förderung natürlicher Selbstheilungstendenzen mittels Therapie kann langfristige Erfolge ermöglichen, weil Patientinnen lernen, auch im nachtherapeutischen Zeitraum mit sich selbst weiterzuarbeiten[1].

Bei den manualisierten Vorschlägen zur Behandlung von Traumafolgestörungen geht es uns darum, pathogene wie salutogene Tendenzen aufzugreifen, Ressourcen zu stärken und Reifungsprozesse zu fördern. Wir verstehen psychodynamische Traumatherapie als eine Form der Psychotherapie, die nicht nur den traumatischen Prozess, sondern das gesamte Krankheitsgeschehen der Verhinderung einer Entwicklung einer gesunden Persönlichkeit aufgreift, um es in eine salutogene Richtung zu lenken. Wir sind daher bemüht, an den Entwicklungsprozess des Kindes, der Jugendlichen oder jüngeren Erwachsenen dort wieder anzuschließen, wo er unterbrochen wurde, und streben an, eine kreative Weiterentwicklung der Person zu unterstützen.

Wir gehen außerdem davon aus, dass Symptome – eben weil die Patientin deren progressiven, salutogenen Anteil in ihr Selbst- und Weltverständnis integrieren kann – auch als Ressource genutzt werden können. Das Therapieziel in der psychodynamischen Traumatherapie beschränkt sich daher nicht auf die Beseitigung von Symptomen, wenngleich wir es für notwendig erachten, Patientinnen bei der Bewältigung von Symptomen, die zu massiven Beeinträchtigungen führen, frühestmöglich zu einer verbesserten Selbstkontrolle und vor allem Selbstberuhigung anzuregen.

Entsprechend verfolgt das therapeutische Vorgehen zwei Ziele:

1. mithilfe gezielter Interventionen die Wiederaufnahme des Traumaverarbeitungsprozesses zu fördern,
2. progressive Entwicklungsschritte zu unterstützen.

---

1 Die folgenden Überlegungen zur psychodynamischen Behandlung gehen auf Gespräche und kollegialen Austausch von Luise Reddemann mit Gottfried Fischer und Monika Becker-Fischer über Jahrzehnte des gemeinsamen Engagements in der Behandlung traumatisierter Menschen zurück. Eine geplante gemeinsame Arbeit mit Gottfried Fischer konnte aufgrund seines plötzlichen Todes nicht mehr ausgeführt werden.

Traumafolgestörungen bzw. der Zusammenhang zwischen der sich präsentierenden Belastungssymptomatik und der Erfahrung multipler frühkindlicher Traumatisierungen werden häufig nicht erkannt bzw. erfragt. Das führt dazu, dass Patienten in einzel- oder gruppentherapeutischen Sitzungen ohne ausreichende Stabilisierung für sie extrem belastenden Erinnerungen ausgesetzt werden. Die unvorbereitete und manchmal auch unreflektierte Aufforderung zu erzählen, führt dann schnell zu einer für die Patientin unkontrollierbaren Affektüberflutung, die zu einer Symptomverstärkung oder gar einem Therapieabbruch führen kann.

Versteht man unter Traumakonfrontation das detaillierte Erinnern traumatischer Ereignisse, verbunden mit dem Erleben zum Teil extrem schmerzhafter Gefühlszustände und körperlicher Abreaktionen, so sollte dieses niemals ohne eine vorhergehende Stabilisierungsphase und die Sicherstellung von innerer *und* äußerer Sicherheit stattfinden.

Die Traumaverarbeitung kommt erst dann zu einem Abschluss, wenn die Persönlichkeit in der Lage ist, Erinnerungen und Gefühle im Zusammenhang mit dem Trauma bewusst hervorzurufen, ohne ihnen verhaftet zu bleiben. Ein weiteres Kriterium ist die Integration der traumatischen Erfahrung in die Selbststruktur und Ich-Identität.

Wiederherstellung der persönlichen Sicherheit und Identität

Zusammenfassend lässt sich also sagen, dass das Ziel der Therapie vor allem bei Men-made-Desastern die Wiederherstellung der persönlichen Sicherheit und Identität der Betroffenen ist. Es geht uns daher um Kontrolle von Dissoziationen, Stärkung und Integration des Selbstbewusstseins und des Selbstwerterlebens sowie der Selbstwirksamkeit unter Einbezug der Innenwelt in ihrer ganzen Tiefe und Breite in den therapeutischen Prozess. Die Arbeit mit den „Gestalten der inneren Bühne“, bei der wir uns am Ego-State-Modell nach Watkins und Watkins (2012) orientieren, erscheint uns notwendig im Sinne der Nachreifung der Persönlichkeit. *Für einen psychodynamischen Zugang halten wir es für entscheidend, den inneren Zusammenhang der Symptomatik zu verstehen.*

Schließlich sei noch darauf hingewiesen, dass wir bei unserem Modell der psychischen Traumatisierung von der Annahme ausgehen, dass der Prozess der Traumaverarbeitung auch sozialer Natur ist bzw. dass er durch soziale Faktoren massiv beeinträchtigt werden kann. Wird den Opfern nicht jene Anerkennung und Unterstützung zuteil, die von ihrem Gerechtigkeitsempfinden her angebracht erscheint, so kann sich das erschütterte Selbst- und Weltverständnis nicht regenerieren. Das Trauma bleibt „unfasslich“. Die Betroffenen fühlen sich fremd in einer sozialen Welt, die das Unrecht, das ihnen widerfuhr, als solches nicht anerkannt hat. Auch durch – äußerlich betrachtet – geringe „Dosen“ von Retraumatisierung kann der Erholungsprozess unterbrochen werden. Die Betroffenen können dann die Hoffnung auf einen relativen Abschluss des Verarbeitungszyklus und eine Restitution ihres erschütterten Weltverständnisses verlieren. Nicht zuletzt deshalb ist es uns ein wichtiges therapeutisches Anliegen, Hoffnung zu ermöglichen.

Wir wollen im Folgenden anhand einer fiktiven Patientin, die aber in allen Details realen Patientinnen entspricht, darstellen, wie wir arbeiten. Auf diese Patientin, Frau X, wird also im Laufe des Buches immer wieder eingegangen werden.

Fallbeispiel: Erstkontakt

Frau X, Mitte 40, hat sich zur Behandlung angemeldet mit folgenden Beschwerden: Sie könne „fast gar nicht schlafen". Seit dem Tod ihrer Mutter vor gut einem Jahr leide sie an Depressionen, Panik, Schuldgefühlen. Schon lange leide sie unter nicht erklärbaren Unterbauch- und Menstruationsbeschwerden.

Die Anamneseerhebung erweist sich als schwierig, da die Patientin bei vielen Fragen nicht in der Lage erscheint zu antworten, sie scheint in dissoziative Zustände zu geraten. Daher erklärt ihr die Therapeutin, dass es ihr wichtig sei, dass dieses Gespräch nicht dazu führe, dass der Zustand der Patientin sich verschlechtere, und fragt sie, ob sie etwas darüber hören wolle, wie sie sich besser schützen könne. Dies wird von der Patientin mit Erstaunen bejaht. Die Therapeutin erklärt ihr, dass man sich vor innerer Überlastung z. B. dadurch schützen könne, dass man eine sich beobachtende Haltung einnehme, die dazu führen könne, dass man die Dinge aus einer gewünschten Distanz betrachten würde. Die Patientin findet das interessant und meint, das mache sie doch sowieso, wenn sie dissoziiere. Ja, das sei ähnlich, aber es sei ein wichtiger Unterschied, meint die Therapeutin, wenn man das bewusst mache. Die Patientin versucht dann, diese innere Haltung einzunehmen. Sie ist überrascht, dass sich ihr Befinden dadurch verändert und dass sie ein Erleben von Kontrolle bei dieser Art des Über-sich-Sprechens hat. Ohne dass die Therapeutin es vorgeschlagen hat, redet sie bald von sich in der 3. Person, als „das Kind". Die Therapeutin beantwortet dies mit einer bestätigenden Nachfrage, ob sie merken könne, dass ihr dies gut tue, was sie bejaht.

Frau X erzählt dann, wie sehr sie an ihrer Mutter hing, dass diese ein sehr lieber Mensch gewesen sei, der Vater allerdings sei ein gewalttätiger Mann gewesen, er habe die Mutter geschlagen, die Kinder, sie und ihre Schwester, auch, und er habe sich „an ihr vergangen". Bei dieser Mitteilung meint sie, jetzt habe sie Unterbauchschmerzen und sie schäme sich, das auszusprechen. Die Therapeutin bringt zum Ausdruck, dass sie sich vorstellen könne, dass diese Erfahrungen für die Patientin sicher extrem belastend waren, und dass es sie erneut sehr belaste, wenn sie daran denke, und fragt dann: „Wie haben Sie das alles überlebt,

Frau X, was hat Ihnen geholfen oder wer hat Ihnen geholfen, zu überleben?“ Die Patientin nennt ihre Mutter, und die Therapeutin geht an dieser Stelle nicht darauf ein – es wäre viel zu früh! –, dass die Mutter sie ja nicht geschützt hat. Später sei eine Lehrerin sehr wichtig gewesen. Die Therapeutin fragt, ob sie von guten Momenten mit der Mutter und der Lehrerin mehr erzählen wolle, was die Patientin bejaht.

Die Therapeutin bemerkt, wie die Patientin sich entspannt und nimmt dies zum Anlass, sie zu fragen, ob sie bemerken könne, dass sie jetzt, wo sie über gute Erfahrungen spreche, mehr zur Ruhe komme. Als die Patientin dies bejaht, kann die Therapeutin ihr erklären, dass eine Möglichkeit der Zusammenarbeit darin bestehen könne, dass die Patientin eingeladen sei, zwischen leidvollen und angenehmen Erinnerungen und auch aktuellen Erfahrungen zu pendeln, um so immer wieder Kräfte zu sammeln. Ob sie damit einverstanden sei, dass die Therapeutin sie dazu einlade. Auch hier stimmt die Patientin zu. Die Therapeutin bittet auch darum, dass die Patientin genau prüfen möge, wie viel sie erzählen wolle. Sie könne verstehen, dass es schwer sei, über manche Dinge zu sprechen, sie werde daher jetzt und auch in Zukunft, falls sie zusammenarbeiten würden, immer wieder fragen, ob sie Fragen stellen dürfe und die Patientin sei eingeladen, auszusprechen, wenn ihr etwas zu viel würde. Andererseits könne sie, wenn sie es wolle, über alles mit der Therapeutin sprechen. Die Patientin meint, mehr wolle sie jetzt nicht erzählen. Darauf erläutert ihr die Therapeutin die wesentlichen Punkte des therapeutischen Vorgehens und beantwortet eine Reihe von Fragen der Patientin dazu.

Am Ende der Stundc angekommen, fragt die Therapeutin, ob in diesem Gespräch etwas für die Patientin hilfreich war. Diese meint: „Ja, dass man sich nicht nur mit dem Schlimmen befassen muss.“ Sie habe das anders gehört und habe große Angst gehabt. Jetzt wisse sie ja, dass sie das selbst bestimmen könne, wie viel sie sagen wolle, und das tue ihr gut.

1 Beschreibung der Störung

1.1 Bezeichnung

Die Bezeichnung „Komplexe Posttraumatische Belastungsstörung“ steht für ein Spektrum von Störungsbildern, das typischerweise im Gefolge chronischer und kumulativer personaler Traumatisierungen auftritt. Es geht weit über das hinaus, was mit den ICD-10-Kriterien der Posttraumatischen Belastungsstörung (PTBS) beschrieben ist. Aufgrund fehlender Klassifikation als eigenständige Störung sowohl in der ICD-10 (World Health Organization, 2000) als auch in der überarbeiteten DSM-5-Klassifikation (American Psychiatric Association, 2013) bleibt diese Gruppe von Patienten und Patientinnen diagnostisch immer noch namen- und heimatlos, und Therapeuten sind gezwungen, die zugehörigen Einzelsymptome unabhängig voneinander wie komorbide Störungsbilder zu kodieren.

Verschiedene Bezeichnungen und diagnostische Zuordnungen

Gehen wir davon aus, dass die unter diesem Begriff zusammengefassten Störungsbilder komplexe somatische, kognitive, affektive und verhaltensbezogene Folgen komplexer psychischer Traumatisierungen darstellen können, so hat dieses singularisierende Vorgehen weitreichende Folgen für den therapeutischen Prozess und den Therapieerfolg. Menschen mit komplexen Traumafolgestörungen befinden sich häufig aufgrund ihrer Erfahrungen von Verrat und Missbrauch – oft durch primäre Bezugspersonen in einer für sie wichtigen Entwicklungsphase – in einem festgefahrenen Muster von Kontrollverlust, Unzulänglichkeit, Hilflosigkeit und Abhängigkeit. Eine Reduktion der Therapie auf einzelne Symptome wie beispielsweise Depression, Angststörung oder auch die „nicht komplexe“ Posttraumatische Belastungsstörung wird daher den Patientinnen nicht gerecht und verfehlt letztendlich das Ziel der höchstmöglichen Verbesserung der Lebensqualität der betroffenen Frauen und Männer.

Das DESNOS-Konzept

Als erste hat Judith Herman (Herman, 1992) die Bezeichnung „Komplexe Posttraumatische Belastungsstörung“ vorgeschlagen, um die bei chronischen Traumatisierungen auftretenden Störungen im affektiven und interpersonellen Bereich zu beschreiben, die nicht mit den diagnostischen Kriterien der PTBS erfasst wurden. Gebräuchlich wurde auch der Begriff „DESNOS“ (Disorders of Extreme Stress Not Otherwise Specified), um Veränderungen in sechs Funktionsbereichen zu beschreiben: Regulation von Affekten und Impulsen, Aufmerksamkeit oder Bewusstsein, Selbstwahrnehmung, Beziehung zu anderen, Somatisierung und persönliche Bedeutungssysteme.

Empirische Überprüfungen dieses Konzepts einer Komplexen Posttraumatischen Belastungsstörung wurden in verschiedenen Studien realisiert (Herman & van der Kolk, 1987; Kunzke & Güls, 2003; Luxenberg et al., 2001; Pelcovitz et al., 1997; Teegen & Schriefer, 2002; van der Kolk, 1997, van der Kolk et al., 2005; Spitzer et al., 1989). Als strukturiertes klinisches Interview für DESNOS wurde das SIDES (Structured Interview for Disorders of Extreme Stress) entwickelt. Es verfügt über eine befriedigende Konstruktvalidität und war Grundlage verschiedener Studien (Pelcovitz et al., 1997). Eine deutsche Fassung des SIDES-Interviews liegt von Teegen und Vogt (2002) vor. Auf dem SIDES-Interview basiert auch das für den deutschen Sprachraum entwickelte „Interview zur komplexen Posttraumatischen Belastungsstörung" (I-kPTBS; Boroske-Leiner et al., 2008).

Aufbauend auf dem DESNOS-Konzept von Herman (1992) wurde in den letzten Jahren der Versuch gemacht, die Diagnosekategorie der Komplexen Posttraumatischen Belastungsstörung präziser zu definieren und dieses Konstrukt erneut auf der Basis dieser neuen Definition empirisch zu validieren. In diesem Kontext konstituierte sich eine Forschergruppe mit dem Ziel, einen Vorschlag für die Definition einer neuen Diagnosekategorie „Komplexe Posttraumatische Belastungsstörung" in der künftigen ICD-11 zu erarbeiten.

Die neu definierte Diagnosekategorie „Komplexe Posttraumatische Belastungsstörung" fordert die Präsenz der Symptome der „klassischen" PTBS und zusätzlich das Vorliegen von Symptomen aus den Bereichen (a) Affekt, (b) negatives Selbstkonzept und (c) Probleme der interpersonellen Beziehungsgestaltung (Cloitre et al., 2012, 2013; Maercker, Brewin, Bryant, Cloitre, Ommeren et al., 2013; Maercker, Brewin, Bryant, Cloitre, Reed et al., 2013).

Verschiedene Studien konnten die Konstruktvalidität einer so definierten Diagnosekategorie „Komplexe Posttraumatischen Belastungsstörung" bestätigen (Cloitre et al., 2013; Ford & Courtois, 2014). Patienten, die auf der Basis von Selbstbeurteilungsbögen dieser Kategorie zugeordnet worden waren, gaben im Vergleich zu „reinen" PTBS-Patienten mehr depressive Symptome, Angstsymptome, Dissoziationen, Schlafstörungen, Somatisierungsstörungen, zwischenmenschliche Irritierbarkeit und Aggressivität an (Elklit et al., 2014).

Parallel zu diesen Bemühungen wurden in der amerikanischen DSM-5-Klassifikation (American Psychiatric Association, 2013) die Kriterien der PTBS dahingehend erweitert, dass auch Symptome aus dem Bereich der Emotionsregulierung und der interpersonellen Regulation eingeschlossen wurden. Diese Erweiterung erfasst jedoch nicht alle Phänomene, die in den beiden genannten Definitionen der Komplexen Posttraumatischen Belastungsstörung beschrieben sind.

Aus klinischer Sicht ist die Diagnose einer Komplexen Posttraumatischen Belastungsstörung in mehrfacher Hinsicht nützlich: Zum einen, weil mit ihr für die zahlreichen, diffusen und oft widersprüchlichen Symptome, die im

Vorteile der Diagnose „Komplexe Posttraumatische Belastungsstörung“

Gefolge kumulativer personaler Traumatisierungen auftreten, eine Begrifflichkeit von hoher konzeptueller Kohärenz geschaffen wurde. Weiterhin, weil durch die Aufnahme des Beziehungsaspekts in die Definition die tiefgreifenden Störungen der psychischen Entwicklung und des Bindungssystems berücksichtigt werden, mit denen die frühen intrafamiliären Traumatisierungen so gut wie immer verbunden sind[2]. Vor allem aber könnten mit ihr die traumabedingten Persönlichkeitsveränderungen – die Änderungen der Selbst- und Fremdwahrnehmung, die chronischen Schuldgefühle, die Selbstwertdefizite, die Reviktimisierungsneigung sowie die Veränderungen der persönlicher Glaubens- und Wertvorstellungen – komplex traumatisierter Patienten einen angemessenen diagnostischen Ort finden (Gast & Wabnitz, 2013; Herman, 1992; Huber, 2012; Reddemann, 2012; Sack, 2004; Sack, Sachsse & Schellong, 2013; Wöller, 2005, 2006, 2013). Schließlich ist sie von hoher therapiepraktischer Relevanz, weil sich das therapeutische Vorgehen in vieler Hinsicht von einer „einfachen“, d. h. nicht komplexen Posttraumatischen Belastungsstörung unterscheidet.

Die Etablierung einer valide diagnostizierbaren Diagnosekategorie einer Komplexen Posttraumatischen Belastungsstörung stellt nach unserer Auffassung im Vergleich zu den bisherigen diagnostischen Möglichkeiten eine wichtige Errungenschaft dar. Diese Tatsache kann jedoch nicht darüber hinwegtäuschen, dass es noch weitere Störungsbilder gibt, die – zumindest teilweise – in so engem Zusammenhang mit lang anhaltenden psychischen Traumatisierungen stehen, dass es gerechtfertigt ist, auch bei ihnen von Traumafolgestörungen zu sprechen. Dies kommt auch in der Untersuchung von Knefel et al. (2015) zum Ausdruck, die in einem Update zur Evaluation der ICD-11-Kriterien (Knefel & Lueger-Schuster, 2013) eine Gruppe von Patienten identifiziert hatten, die weder die Kriterien der „klassischen“ noch diejenigen der Komplexen Posttraumatischen Belastungsstörung erfüllen und dennoch unter psychopathologischen Symptomen leiden, die ganz offensichtlich im Zusammenhang mit den erlittenen Traumatisierungen stehen. Dazu zählen:

- depressive Störungen,
- Essstörungen,
- Angst- und Panikstörungen,
- Persönlichkeitsstörungen, insbesondere die Borderline-Persönlichkeitsstörung,
- Abhängigkeitserkrankungen,
- Zwangssymptome (Bryant et al., 2010; Sack, Sachsse, Overkamp & Dulz, 2013; Wöller, 2013).

2 Sie kommen in Bezeichnungen wie „Entwicklungstrauma“ (van der Kolk, 2009), „interpersonelles Entwicklungstrauma“ (D’Andrea et al., 2012), „Entwicklungstraumastörung“ (Ford et al., 2014), „Bindungstrauma“ (Buchheim et al., 2008; Fonagy, 2008; Schore, 2005) oder „Bindungs- und Beziehungstraumatisierung“ (Wöller, 2013) zum Ausdruck.

Während in den Definitionen der Diagnosekategorien „Posttraumatische Belastungsstörung" und „Komplexe Posttraumatische Belastungsstörung" eine kausale Verknüpfung mit psychischen Traumatisierungen enthalten ist, ist eine solche Verknüpfung bei den genannten Störungsbildern nicht durchgängig, sondern nur bei einem Teil der Fälle gegeben. Beim Vorliegen dieser Störungsbilder ist im Einzelfalle zu prüfen, ob die Symptomatik in einem klinisch gut nachvollziehbaren Zusammenhang mit lang anhaltenden Traumatisierungen aufgetreten ist. Nur in diesem Fall können die genannten Störungen als Traumafolgestörungen aufgefasst werden.

Das im Folgenden vorgestellte Behandlungskonzept wendet sich

- in erster Linie an Patienten mit einem Störungsbild, das die Diagnosemerkmale einer Komplexen Posttraumatischen Belastungsstörung erfüllt,
- in zweiter Linie auch an Patienten mit einer der genannten weiteren Traumafolgestörungen, sofern ein Zusammenhang mit lang anhaltenden Traumatisierungen nachweisbar und klinisch relevant ist, dann jedoch unter Berücksichtigung der für diese Störungsbilder gültigen störungsspezifischen Besonderheiten.

Die Darstellung der störungsspezifischen Besonderheiten überschreitet den Rahmen dieses Manuals. Detaillierte psychodynamisch-integrative Konzepte zu traumabedingten Persönlichkeitsstörungen finden sich bei Wöller (2013, 2014), zu traumabedingten Suchterkrankungen bei Reddemann und Teunißen (2006) und Kunzke (2008).

1.2 Definition

Eine Komplexe Posttraumatische Belastungsstörung ist nach der Definition der Arbeitsgruppe zur Vorbereitung einer entsprechenden ICD-11-Kategorie „eine extensive Reaktion, die typischerweise nach schweren und lang anhaltendenden Stressfaktoren wie wiederholtem Kindesmissbrauch, schwerer häuslicher Gewalt, Folter oder Sklaverei entsteht" (Maercker, Brewin, Bryant, Cloitre, Ommeren et al., 2013; Maercker, Brewin, Bryant, Cloitre, Reed et al., 2013). Im Einzelnen wird für die Diagnosestellung gefordert, dass

1. die Symptome der Posttraumatischen Belastungsstörung nach den Kriterien der ICD-10 (intrusives Wiedererleben, Vermeidung/Betäubung, Übererregung) vorliegen müssen und
2. mindestens ein Symptom aus jedem der drei Bereiche der Selbstorganisation (a) Affekt, (b) negatives Selbstkonzept und (c) interpersonelle Probleme vorhanden sein muss (Cloitre et al., 2012, 2013).

Detaillierte Hinweise zu Symptomen aus den Bereichen der Selbstorganisation, des negativen Selbstkonzepts und interpersoneller Probleme finden sich im Kapitel 3.1.

1.3 Epidemiologische Daten

Studien zur Epidemiologie

Patienten mit traumatisch belasteten Biografien sind in der akutpsychiatrischen Regelversorgung allgegenwärtig, finden aber im klinischen und ambulanten Setting häufig zu wenig Beachtung (vgl. Abilgaard, 2013). Auch hausärztliche Praxen weisen zahlreiche Patientinnen mit traumatischen Erfahrungen auf (Kuwert et al., 2015).

Die an nahezu 14.000 Erwachsenen durchgeführte Fragebogen-Untersuchung von Felitti et al. (1998) hatte bereits einen klaren Zusammenhang zwischen der Anzahl belastender bzw. traumatischer Lebensereignisse in der Kindheit und der Präsenz körperlicher Erkrankungen im Erwachsenenalter nachgewiesen. Insbesondere zeigte sich dies für ischämische Herzattacken, Krebs, chronische Lungenerkrankungen, Skelettfrakturen und Lebererkrankungen. Personen, in deren Anamnese sich vier oder mehr negative Kindheitserlebnisse fanden, hatten im Vergleich zu denen, die weniger als vier derartige Kindheitsereignisse erlebt hatten, ein um das 4- bis 12-fache erhöhtes Risiko für Alkoholismus, Substanzmissbrauch, Depression und Suizidversuche.

Neuere repräsentative Langzeitstudien aus den USA bestätigen das Ausmaß der Traumatisierungen, denen Kinder und Jugendliche ausgesetzt sind. Costello et al. (2002) fanden, dass mehr als 67,8 % der untersuchten Kinder und Jugendlichen bis zum 16. Lebensjahr Traumatisierungen wie Kindesmisshandlung, häusliche Gewalt, traumatische Verluste oder sexuelle Übergriffe erlebt hatten. Bei traumaexponierten Kindern wurde im Vergleich zu den nicht exponierten Kindern die doppelte Rate psychiatrischer Störungen diagnostiziert (Copeland et al., 2007). Auf der Basis einer Studie mit über 4000 Adoleszenten (Kilpatrick & Saunders, 1997) wurden Hochrechnungen auf die gesamte US-amerikanische Nation vorgenommen. Demnach muss man davon ausgehen, dass von den 22,3 Millionen Adoleszenten 1,8 Millionen Opfer sexueller Übergriffe, 3,9 Millionen Opfer schwerer körperlicher Gewalt und fast 9 Millionen Zeugen von Gewalt und Übergriffen waren. Die Prävalenz von Traumafolgestörungen wurde auf nahezu 2 Millionen geschätzt.

Prävalenz

Eine repräsentative Stichprobe der deutschen Bevölkerung zur Prävalenz psychischer Traumatisierungen in Kindheit und Jugend wurde im Jahr 2011 durchgeführt. 12 % der Befragten gaben körperlichen, 12,5 % sexuellen und 14,9 % emotionalen Missbrauch an. Schwere körperliche Misshandlung wurde von 2,8 %, schwerer sexueller Missbrauch von 1,9 % und schwerer emotionaler Missbrauch von 1,6 % der Befragten angegeben (Häuser et al., 2011). Ähnliche Ergebnisse fanden Glaesmer et al. (2010) und Wetzels et al. (1998). Zu beachten ist, dass die Erinnerung an traumatische Erfahrungen der Amnesie unterliegen kann, sodass die Prävalenz tendenziell eher unter- als überschätzt worden sein dürfte.

Zur Prävalenz komplexer Traumafolgestörungen liegen einige Studien vor, bei denen die Diagnose einer Komplexen Posttraumatischen Belastungsstörung noch auf der Basis der von Herman (1992) formulierten DESNOS-Kriterien (Luxenberg et al., 2001) gestellt wurde. Nach dieser Diagnosedefinition wurden bei Kriegsveteranen Prävalenzraten von 57 % (Ford & Kidd, 1998), 38 % (Jongedijk et al., 1996) und 100 % (Newman et al., 1995) gefunden. Bei Frauen mit sexueller Missbrauchserfahrung oder physischer Misshandlung in der Kindheit fanden Roth et al. (1997) eine Prävalenzrate von 50 %. Teegen und Vogt (2002) konnten bei Folteropfern eine Rate von 66 % ermitteln. Bei misshandelten Frauen betrug die Rate in der Studie von Teegen und Schriefer (2002) 27 %. Dabei scheint die Symptomatik der Komplexen Posttraumatischen Belastungsstörung vorwiegend mit Traumatisierungen im jüngeren Lebensalter im Zusammenhang zu stehen (Ford & Kidd, 1998; van der Kolk et al., 1996). Lediglich bei Roth et al. (1997) war ein solcher Zusammenhang nicht nachweisbar (vgl. Sack, 2004).

In letzter Zeit wurden auch Prävalenzstudien auf der Basis der Definition durchgeführt, die für die Diagnosekategorie Komplexe Posttraumatische Belastungsstörung einer künftigen ICD-11 vorgeschlagen wurde. Knefel und Lueger-Schuster (2013) fanden bei adoleszenten Opfern institutionellen Missbrauchs eine Prävalenzrate von 21,4 %, wobei die untersuchten Frauen deutlich höhere Raten aufwiesen als die Männer. In der Untersuchung von Wolf et al. (2015) lag die Prävalenz in Stichproben von Kriegsveteranen bei 13 %, wobei ein Viertel bis die Hälfte der Personen mit der Diagnose einer PTBS auch die Kriterien einer Komplexen Posttraumatischen Belastungsstörung erfüllten.

1.4 Verlauf und Prognose

Belastbare Daten zu Verlauf und Prognose der Komplexen Posttraumatischen Belastungsstörung liegen nicht vor. Insbesondere kann der Befund der Metaanalyse von Morina et al. (2014), der zufolge nach einer Periode von 40 Monaten (Mittelwert) im Durchschnitt 44 % der Patienten mit einer Posttraumatischen Belastungsstörung ohne spezifische Behandlung remittiert waren, nicht auf die Komplexe Posttraumatische Belastungsstörung übertragen werden. Spontanremissionen sind wegen der kumulativen Natur der Traumatisierungen mit hoher Wahrscheinlichkeit nicht oder nur selten zu erwarten. Klinische Beobachtungen sprechen für eine deutliche Beeinflussung des Krankheitsverlaufs bei adäquater Therapie. Ohne Behandlung muss mit einem erheblichen Suizidrisiko gerechnet werden.

1.5 Differenzialdiagnose

Aus der Vielfalt der bei komplexen Traumafolgestörungen vorkommenden Symptombilder ergeben sich verschiedene Probleme der Abgrenzung:

Psychotische Störungen

1. Bei schweren dissoziativen Störungen, insbesondere solchen, bei denen akustische Halluzinationen das klinische Bild beherrschen, kann die Differenzialdiagnose gegenüber psychotischen Störungen aus dem schizophrenen Formenkreis oder anderen psychotischen Störungen Schwierigkeiten bereiten (van der Zwaard & Polak, 2001). Ist die Realitätsprüfung erhalten und werden die Halluzinationen nicht als von außen kommend, sondern als Stimmen aus dem eigenen Inneren wahrgenommen, ist eine dissoziative Genese wahrscheinlicher als z. B. ein Ursprung aus dem schizophrenen Formenkreis. In diesen Fällen wissen die Patienten genau, dass nur sie, nicht aber andere Menschen die Stimme hören (Yee et al., 2005). Zur Abgrenzung von Halluzinationen psychotischen Ursprungs wird im klinischen Sprachgebrauch oft der Begriff „Pseudohalluzination" verwendet, der allerdings umstritten ist (van der Zwaard & Polak, 2001).

Diagnose „Andauernde Persönlichkeitsänderung nach Extrembelastung"

2. Gelegentlich stellt sich die Frage, wann die Diagnose einer „Andauernden Persönlichkeitsänderung nach Extrembelastung" (ICD-10 F62.0) und wann die Diagnose einer Komplexen Posttraumatischen Belastungsstörung zu stellen sei. Erstere wurde nach traumatischen Erfahrungen in Konzentrationslagern sowie nach Folter, Gefangenschaft und Geiselhaft beschrieben und ist durch ein breites Spektrum körperlicher und psychischer Symptome – insbesondere Schmerzen, depressive Verstimmungen mit Gefühlen von Leere und Hoffnungslosigkeit, Bedrohungsgefühle und Rückzugsverhalten – sowie durch Persönlichkeitsveränderungen mit Misstrauen und/oder Feindseligkeit charakterisiert (Baeyer et al., 1964; Eitinger, 1965; Krystal & Niederland, 1965). Die Diagnose kann nur gestellt werden, wenn die kumulativen personellen Traumatisierungen im Erwachsenenalter eingewirkt haben. Tatsächlich weisen die mit ihr verbundenen Symptome eine breite Überschneidung mit den Symptomen der Komplexen Posttraumatischen Belastungsstörung auf, bei der ebenfalls lang anhaltende Traumatisierungen im Erwachsenenalter, insbesondere bei Kriegs- und Folteropfern, beschrieben wurden (Morina et al., 2008). Wegen der Breite der Überschneidungen ohne sichere Möglichkeiten einer Abgrenzung schlagen wir vor, anstelle der Diagnose einer „Andauernden Persönlichkeitsänderung nach Extrembelastung" die Diagnose Komplexe Posttraumatische Belastungsstörung zu stellen, nicht zuletzt weil bei dieser – im Gegensatz zu jener – bewährte therapeutische Konzepte vorliegen.

1.6 Komorbidität

Kritische Betrachtung der Komorbiditätsdiagnostik

Der Begriff der Komorbidität muss bei Traumafolgestörungen kritisch diskutiert werden. Wie andere Autoren (z. B. Luxenberg et al., 2001; Ross, 2000) halten wir den Begriff der „Komorbidität" in diesem Zusammenhang für irreführend. Denn er legt nahe, dass es sich um voneinander unabhängige Störungsbilder handelt, was nicht zutrifft (vgl. Sack, 2005). Vielmehr sind die unterschiedlichen Störungsbilder ein andersartiger Ausdruck einer komplexen Traumafolgepathologie und erfordern nach unserer Auffassung gleichermaßen die Beachtung therapeutischer Konzepte zur Behandlung komplexer Traumafolgestörungen.

Ungeachtet dieser Problematik findet der Begriff der Komorbidität breite Anwendung. Bezogen auf die „klassische" Posttraumatische Belastungsstörung wurde die Breite der komorbiden Störungen umfangreich untersucht. So fanden sich in der „National Comorbidity Survey" (Kessler et al., 1995) bei 88 % der Männer und bei 79 % der Frauen mit einer PTBS komorbide Störungen unterschiedlicher Art: depressive Störungen, Substanzmissbrauch und Substanzabhängigkeit, Angsterkrankungen, Essstörungen, Persönlichkeitsstörungen und Zwangssymptome.

Das National Comorbidity Survey in den USA hat gezeigt, dass 88,3 % der Männer und 79 % der Frauen mit PTBS auch die Diagnosekritierien mindestens einer anderen psychiatrischen Störung erfüllen (Kessler et al., 1995). Die mittlere Prävalenz einer gleichzeitig bestehenden depressiven Episode bei Patienten mit PTBS betrug in dem National Comorbidity Survey (1995) 47,9 % für Männer und 48,5 % für Frauen. In der neueren Metaanalyse von Rytwinski et al. (2013) betrug sie für beide Geschlechter 52 %. Die Prävalenz eines gleichzeitigen Alkoholmissbrauchs liegt bei Patienten mit PTBS im National Comorbidity Survey (1995) bei Männern bei 51,9 % und bei Frauen bei 13,5 %; in der systematischen Übersicht von Debell et al. (2014) liegt sie für beide Geschlechter zwischen 9,8 und 61,3 %. Umgekehrt wird in der gleichen Übersichtsarbeit die Prävalenz einer PTBS bei Personen mit Alkoholmissbrauch zwischen 2 und 63 % angegeben, wobei die meisten Prävalenzraten über 10 % liegen. Für Drogenmissbrauch wurde in der National Comorbidity Survey (1995) eine Lebenszeitprävalenz von 34,5 % für Männer und 7,6 % für Frauen gefunden.

Die Prävalenz gleichzeitig bestehender Angststörungen ist ebenfalls beträchtlich. In dem National Comorbidity Survey (1995) wurden die höchsten Lebenszeitprävalenzen mit 31,4 % für Männer und mit 14,5 % für Frauen für einfache Phobien gefunden, gefolgt von der Generalisierten Angststörung mit 16,8 % für Männer und 7,6 % für Frauen sowie der Agoraphobie mit 16,1 % für Männer und 7,8 % für Frauen. Auch in der National Comorbidity Replication Survey erfüllten 7,3 % der Personen mit chronischen Rückenschmerzen die Kriterien einer PTBS (von Korff et al., 2005). Daten der

Canadian Community Health Survey fanden bei Personen mit PTBS Prävalenzraten von 7,7 % für Fibromyalgie und 46,0 % für Rückenschmerzen (Sareen et al., 2007).

Pragmatische Gesichtspunkte der Komorbiditätsdiagnostik

Da die letztgenannten Störungsbilder nicht unter die Kriterien der für die ICD-11 vorgeschlagene Diagnosekategorie der Komplexen Posttraumatischen Belastungsstörung fallen und nicht durchgängig, sondern nur im Einzelfall als Traumafolgestörung aufzufassen sind, mag es aus pragmatischen Gründen gerechtfertigt erscheinen, von „komorbiden Störungen" zu sprechen. Eine weitere pragmatische Rechtfertigung findet der Komorbiditätsbegriff in den genannten Fällen durch die Tatsache, dass neben den Grundsätzen der Behandlung der „komplexen Traumafolgestörungen" die störungsspezifischen Besonderheiten zu berücksichtigen sind. Nur aus diesem Grunde schließen wir uns der Gepflogenheit an, die genannten Störungsbilder als „komorbide Störungen" einer Komplexen Posttraumatischen Belastungsstörung aufzufassen.

Die gleiche pragmatische Überlegung mag auch für die Komorbidität mit der Borderline-Persönlichkeitsstörung gelten. Zahlreiche Merkmale wie die ausgeprägten Störungen der Emotionsregulierung, das selbstverletzende Verhalten und andere selbstschädigende Verhaltensweisen können bei einer Komplexen Posttraumatischen Belastungsstörung ebenso vorkommen wie bei der Borderline-Persönlichkeitsstörung. Dennoch sprechen sich die meisten Autoren dagegen aus, die Borderline-Persönlichkeitsstörung ganz in der Diagnosekategorie einer komplexen Traumafolgestörung aufgehen zu lassen. So lassen sich durchaus Merkmale identifizieren, die ihr gegenüber eine Abgrenzung ermöglichen; der Affekt der Wut scheint der Untersuchung von Sack et al. (2011) zufolge die Borderline-Störung von einer Komplexen Posttraumatischen Belastungsstörung zu diskriminieren. Auch geht das Ausmaß der Dysfunktionalität und Destruktivität im interpersonellen Bereich bei Patienten mit einer Borderline-Störung in der Regel über die Beziehungsprobleme bei Patienten mit einer Komplexen Posttraumatischen Belastungsstörung hinaus (Wöller et al., 2004; Wöller, 2006, 2013, 2014). Die Überschneidung zwischen beiden Diagnosekategorien beträgt nicht mehr als 55 % (Sack et al., 2011; Sack, Sachsse & Schellong, 2013; Sack, Sachsse, Overkamp & Dulz, 2013; Schüepp et al., 2013).

2 Störungstheorien und -modelle

2.1 Traumagenese

Schädigender Einfluss kumulativer Traumatisierungen

Zahlreiche Studien belegen die schädigenden Einflüsse kumulativer Traumatisierungen in Kindheit und Jugend auf die Entwicklung der Persönlichkeit und die hohe Symptombelastung im Erwachsenenalter. Die kumulative Exposition gegenüber einer Vielzahl von Traumatisierungen steht in klarem Zusammenhang mit der Entstehung komplexer Traumafolgesymptome (D'Andrea et al., 2012; Cloitre et al., 2009).

Zwar gilt allgemein, dass Traumatisierungen in der Kindheit im Vergleich zu traumatischen Einflüssen im Erwachsenenalter mit einer höheren Komplexität der Symptomatik einhergehen (Cloitre et al., 2009). Doch können bei Menschen, die im Erwachsenenalter Traumatisierungen durch Flucht, Folter und Krieg ausgesetzt waren, auch dann Symptome einer komplexen Traumafolgestörung auftreten, wenn keine Kindheitstraumatisierungen vorliegen (McDonnell et al., 2013). Symptome einer komplexen Traumafolgestörung waren bei 40 % einer Population von Kriegsopfern aus dem Kosovo beobachtet worden, die interpersonelle Traumatisierungen im Erwachsenenalter, nicht jedoch in der Kindheit, erlitten hatten (Morina et al., 2008). Ein ähnlich hoher Anteil von kroatischen Kriegsveteranen (43 %) litt unter komplexen Traumafolgesymptomen (Nemčić-Moro et al., 2011).

2.2 Psychoanalytische Modellbildungen

Psychoanalytische Beiträge

Für unser Verständnis der Komplexen Posttraumatischen Belastungsstörung sind die Beiträge psychoanalytischer Autoren zu traumabezogenen Phänomenen ebenso von Bedeutung wie die Befunde der neurobiologisch fundierten Entwicklungs-, Gedächtnis- und Bindungsforschung.

Psychoanalytische Autoren haben Wesentliches zum Verständnis der Psychodynamik von Traumatisierungen in der Kindheit beigetragen. Auf die ökonomischen Aspekte der durchbrochenen Reizschranke mit unkontrolliert überflutender Angst und den Wiederholungscharakter posttraumatischer Phänomene hatte bereits S. Freud (1920, vgl. Freud, 1998) hingewiesen. Aus psychodynamischer Sicht lassen sich die zahlreichen Symptombildungen und Persönlichkeitsveränderungen komplex traumatisierter Patienten aus der Notwendigkeit erklären, die Bindungsbeziehung zu den primären Bezugspersonen zu schützen. Große Beachtung findet nach wie vor die von Ferenczi (1933/1982) entwickelte Theorie zur Introjektion traumatischer Beziehungsmuster, die die umfassenden Schuld- und Schamgefühle, das geringe Selbstwertgefühl und die dadurch eingeschränkte Fähigkeit zur Selbstfürsorge von Opfern traumatischer Gewalt zu erklären vermag. Durch die Übernahme der Schuld und die Selbstdefinition als „böses Kind“ bewahrt sich das traumatisierte Kind die Hoffnung, durch Wohlverhalten die Liebe der Eltern zurückzugewinnen.

Schutz der frühen Bindungsbeziehungen

Objektbeziehungstheoretische Ansätze helfen zu verstehen, wie unter den Bedingungen völligen Ausgeliefertseins in der traumatischen Situation eine Ich-Regression einsetzt, in deren Verlauf sich das Opfer hilfesuchend an den Täter wendet und alle Rettungserwartungen an ihn richtet (Ehlert-Balzer, 1996).

Reviktimisierung

Zur Erklärung des Phänomens der Reviktimisierungsneigung von Opfern traumatischer Gewalt können unterschiedliche psychodynamische Perspektiven herangezogen werden. Aspekte der Emotionsregulierung sind hier ebenso bedeutsam wie bindungstheoretische Überlegungen und Aspekte der narzisstischen Regulation (Wöller, 2005).

Die Erfahrung, dass die Suche nach Nähe und Schutz auch zu erneuter Traumatisierung führen kann, erschwert die Entwicklung eines kohärenten Weltbildes. Traumatisierung kann als Erschütterung des Selbst- und Weltverständnisses umschrieben werden. Es geht um einen Verlust des Urvertrauens in die Umwelt, die Mitwelt und das eigene Selbst. Wir sprechen auch von einem vitalen Diskrepanzerleben (Fischer & Riedesser, 2009), d. h. von einer vital oder existenziell bedrohlichen Erfahrung.

Die Psychodynamik des Traumas kann man aus der Tendenz zur Wiederaufnahme einer unterbrochenen Handlung in einer existenziellen Bedrohung ableiten (Horowitz, 1997). Diese Tendenz zur Wiederholung wird auch als „Traumaschema“ bezeichnet (Fischer & Riedesser, 2009). Die Wiederaufnahme und Vollendung der unterbrochenen Handlung kann heilend wirken, sie kann unter ungünstigen Bedingungen aber auch zu einer Retraumatisierung führen. Die Gegenkräfte zum Traumaschema werden zusammenfassend als „traumakompensatorisches Schema“ bezeichnet. Die Funktion des traumakompensatorischen Schemas kann so verstanden werden, dass das Traumaschema unter Kontrolle gehalten und eine vorzeitige Rekontfrontation, die für die Persönlichkeit eine Retraumatisierung bedeuten könnte, verhindert werden soll.

Traumaschema und traumakompensatorisches Schema

Für Ferenczi (1927) bestand das wichtigste Ziel der Psychoanalyse darin, Patienten nicht zu traumatisieren und eine Atmosphäre von Natürlichkeit und Aufrichtigkeit herzustellen. Er wandte sich gegen eine ausschließlich an den Prinzipien von freier Assoziation und Abstinenz orientierte Therapietechnik und warnte vor der Gefahr der Retraumatisierung durch eine so geführte Behandlung. Zwar müssen seine Versuche der realen Nachbeelterung heute als gescheitert angesehen werden. Doch ist es Ferenczi aus heutiger Sicht zu danken, dass er, auch wenn dies explizit so nicht benannt wurde, Mitgefühl als therapeutisches Mittel in die psychoanalytische Arbeit einzuführen versuchte.

Bedeutung des Sicherheitsgefühls

Auf die Bedeutung des Sicherheitsgefühls hat erstmalig Sandler (1960) hingewiesen. Auch von Autoren der Mount Zion Group (Weiss, 1993) wurden Aspekte von Sicherheit und Kontrolle in der therapeutischen Beziehung thematisiert. Die Grundregel der freien Assoziation vermag dies allein nicht zu gewährleisten. Erst wenn ein Patient sich in der therapeutischen Beziehung hinreichend sicher fühlt, kann er von der Grundregel profitieren. Die Wirkung einer gelungenen Intervention lässt sich daran erkennen, dass der Patient mehr Kontrolle über sein Leben erleben kann. In ihrer Control-Master-Theory hatten die Autoren der Mount Zion Group die Rolle pathologischer Überzeugungen für das Sicherheitsgefühl unter traumatischen Lebensumständen dargestellt (Weiss, 1993).

Intersubjektive Ansätze

In den letzten Jahrzehnten ist ein zunehmendes Interesse an intersubjektiven Ansätzen in der Psychoanalyse zu beobachten (Altmeyer & Thomä, 2006). Immer wieder wurde darauf aufmerksam gemacht, dass Interventionen, so zutreffend sie auch sein mögen, als Kränkung, Beschämung oder als Zurückweisung erlebt werden können. Schon Kohut (1977) hatte darauf hingewiesen, dass feindselige Reaktionen von Patienten auch durch eine konsequente Abstinenz des Psychoanalytikers provoziert werden können.

Vor einem intersubjektiven Hintergrund wurde die Notwendigkeit reparativer Beziehungserfahrungen beschrieben (Safran et al., 2002). Fehlabstimmungen, die in jeder engen Beziehung vorkommen können, sind bei schwerer Psychopathologie nahezu unvermeidlich. Wenn es gelingt, die Missverständnisse und Beziehungsprobleme aufzulösen, trägt dies entscheidend zur Stärkung der therapeutischen Allianz und zum Erfolg von Psychotherapien bei (Wöller, 2016). Hier ergeben sich wichtige Berührungspunkte mit dem Konzept eines von Mitgefühl getragenen Beziehungsverständnisses. Letztlich kann die Korrektur der Fehlabstimmungen nur aus einem Mitgefühl heraus verstanden und korrigiert werden (Holmes, 2010). Ohne Mitgefühl besteht die Gefahr rechthaberischer Deutungsarbeit, durch die sich Patienten unverstanden, verletzt oder zurückgewiesen fühlen können.

Intersubjektive Ansätze werden in der Behandlung schwer gestörter und komplex traumatisierter Patienten immer bedeutsamer. Intersubjektivität bedeutet, der jeweiligen Patientin ohne technische Brille zu begegnen (Orange et al., 2001). Vertreter der intersubjektiven Richtung in der Psychoanalyse (Altmeyer & Thomä, 2006) vertraten zunehmend auch die Auffassung, dass Mitgefühl Respekt vor dem Leiden der Patientin bedeutet. Mitgefühl stärkt nicht nur den Respekt vor dem Leiden der Patienten, sondern auch die Toleranz gegenüber Fehlern – eigenen ebenso wie Fehlern der Patienten. An die Stelle einer von Traditionen geprägten professionellen Kultur der „Versagung“ trat zunehmend die Anerkennung der Bedürfnisse der Patientinnen nach mitfühlender Responsivität (Ermann, 2014).

Mitgefühl und Achtsamkeit

Mitgefühl und zwischenmenschliche Verbundenheit haben durch die intersubjektiven Ansätze einen festen Platz in der Psychoanalyse gefunden. Eine von Mitgefühl getragene Beziehungsgestaltung knüpft auch an die dem Buddhismus entstammende Tradition der Achtsamkeit an (Anderssen-Reuster, 2011; Germer et al., 2009). Auch wenn eine als „mindfulness“ beschriebene Achtsamkeitspraxis zunehmend ohne Bezug auf ihre spirituellen Wurzeln in westlich geprägte Psychotherapien integriert wird, lässt sich ihre heilsame Wirkung vielfältig belegen. In der Behandlung traumatisierter Patienten sollte Achtsamkeit jedoch nicht ausschließlich als beobachtende, sondern vor allem als mitfühlende Achtsamkeit verstanden werden (Reddemann, 2011). Mitgefühl sollte eine tragende Säule in der Arbeit mit traumatisierten Menschen sein und in der psychodynamischen Therapie dieser Patienten einen festen Platz haben (Reddemann, 2016).

2.3 Dissoziations- und Gedächtnisforschung

Die von Freud (1920) mitgeteilte Beobachtung stereotyp wiederholter traumaassoziierter Verhaltensweisen und sich aufdrängender Bilder und Gedanken ließ eine Auseinandersetzung mit der neueren Gedächtnisforschung notwendig werden. In diesem Zusammenhang haben die wichtigen Forschungsarbeiten zu dissoziativen Phänomenen von Pierre Janet (1889) sowie die Publikationen von Freud und Breuer (1895, vgl. Freud & Breuer, 1977) aus der Frühzeit der Psychoanalyse eine neue Aktualität erlangt.

Theorie des Traumagedächtnisses

Große Bedeutung kommt der von van der Kolk (2000) vertretenen Theorie eines besonderen Traumagedächtnisses zu. Sie geht davon aus, dass unter der Einwirkung traumatischer Einflüsse dissoziative Mechanismen einsetzen und einen veränderten Bewusstseinszustand erzeugen, um die Alltagspersönlichkeit vor extrem hohen Erregungsniveaus zu schützen. Die Erfahrungen werden nicht im expliziten autobiografischen Gedächtnis abgespeichert, sondern verbleiben als nicht symbolisierte Erinnerungsspuren im impliziten Gedächtnis. Sie können durch Stimuli aktiviert werden, die mit den ursprünglichen traumatischen Erfahrungen assoziativ verknüpft sind, und äußern sich in Flashbacks, traumatischen Träumen oder Verhaltensinszenierungen.

Allerdings wurde wiederholt darauf hingewiesen, dass traumatische Erfahrungen nicht in jedem Fall dissoziativ abgespalten abgespeichert sein müssen, sondern in vielen Fällen auch einer „neurotischen" Verarbeitung unterliegen können. Häufig kommen beide Verarbeitungsmodi nebeneinander vor (Bohleber, 2000; Wöller, 2015a, 2015b).

2.4 Neurobiologisch fundierte Entwicklungs- und Bindungsforschung

Zum Verständnis der komplexen Traumafolgestörungen tragen weiterhin Befunde der neurobiologisch fundierten Entwicklungsforschung bei. So ließ sich konsistent zeigen, dass Kindesmisshandlung und vernachlässigende Kindheitserfahrungen zu einer Schwächung der Prozesse führen, die für die Regulation von Emotionen und interpersonellen Beziehungen notwendig sind. Befunde der affektiven Neurowissenschaften, die sich mit der Entwicklung des Selbst und der Identität befassen, konnten eindrucksvoll belegen, in welchem Maße frühe kumulative Traumatisierungen vor allem diejenigen Hirnregionen schädigen, die für die Emotions- und Beziehungsregulierung wichtig sind.

Morphologische und funktionelle Hirnschäden nach Kindheitstraumatisierungen

Mithilfe bildgebender Verfahren ließen sich die morphologischen und funktionellen Schäden nachweisen, die durch eine unzureichende frühe dyadische Affektregulation und durch anhaltende frühe Traumatisierungen entstehen (Cozolino, 2002; Schore, 2007; Siegel & Hartzell, 2004). Die biochemische Kodierung der traumatischen Erfahrungen im Gehirn führt neben zahlreichen anderen Einflüssen zu Veränderungen der Verfügbarkeit und Wirkweise von Neurotransmittern, die einem auf das Überleben ausgerichteten Organisationsmodus des Gehirns entsprechen. Das anhaltende Bedrohungserleben traumatisierter Patientinnen in allen zwischenmenschlichen Beziehungen, einschließlich der therapeutischen Beziehung, findet hier eine neurobiologische Erklärung.

Unsichere Bindungsmuster

Ein großer Teil der Symptomatik von Patienten mit komplexen Traumafolgestörungen kann als Ergebnis von Anpassungs- und Kompensationsvorgängen von zugrunde liegenden Regulationsdefiziten vor dem Hintergrund bindungstraumatischer Erfahrungen begriffen werden. Unsichere, insbesondere unsicher-desorganisierte Bindungsmuster, die eng mit der Erfahrung komplexer Traumatisierungen in der Kindheit verbunden sind, haben schwerwiegende Folgen für die interpersonelle Beziehungsgestaltung. Sie können als Überlebensstrategie verstanden werden, die notwendig wurde, wenn von der wichtigsten Bezugsperson traumatische Schädigungen ausgingen (Wöller, 2013). Die ausgeprägte Übertragungsbereitschaft vieler komplex traumatisierter Patientinnen mit der Neigung zur Ausbildung von Täter- und Retter-Übertragungen kann als Auswirkung desorganisierter Bindungsmuster aufgefasst werden (Wöller, 2013).

3 Diagnostik

3.1 Diagnostik der Symptomatik einer Komplexen Posttraumatischen Belastungsstörung

Zum gegenwärtigen Zeitpunkt kann die Diagnose einer Komplexen Posttraumatischen Belastungsstörung nicht mehr als eine Arbeitsdiagnose sein, die das klinische Handeln leitet und unterstützt. Offiziell steht die Diagnose bisher nicht zur Verfügung, denn derzeit stellt sie lediglich einen Vorschlag für eine künftige ICD-11 dar. Die ermutigenden Forschungsergebnisse zur Konstruktvalidität dieser Diagnosekategorie machen es jedoch sehr wahrscheinlich, dass sie Eingang in die ICD-11 finden wird. Bis zur offiziellen Einführung bleibt nur die Möglichkeit, in Fortsetzung der bisherigen Diagnosepraxis alle symptomatischen Störungsbilder additiv mit den vorhandenen Kategorien der ICD-10 zu kodieren.

Diagnosekriterien der Komplexen Posttraumatischen Belastungsstörung

Mit dieser Einschränkung sollte eine Komplexe Posttraumatische Belastungsstörung beim Vorliegen der folgenden Kriterien diagnostiziert werden (Cloitre et al., 2012, 2013; Maercker, Brewin, Bryant, Cloitre, Ommeren et al., 2013; Maercker, Brewin, Bryant, Cloitre, Reed et al., 2013):

1. Die Symptome der Posttraumatischen Belastungsstörung nach den Kriterien der ICD-10 (intrusives Wiedererleben, Vermeidungsverhalten, Betäubung, Übererregung) liegen vor.
2. Mindestens ein Symptom aus jedem der drei Bereiche der Selbstorganisation (a) Affekt, (b) negatives Selbstkonzept und (c) interpersonelle Probleme ist vorhanden und mit anhaltender oder wiederholter Exposition gegenüber multiplen Formen der Traumatisierung verbunden (z. B. Kindesmisshandlung, häusliche Gewalt, Genozid, Folter).
   - Die Probleme des *affektiven Bereichs* sind charakterisiert durch Störungen der Emotionsregulierung, die sich durch erhöhte emotionale Reaktivität, gewaltsame Emotionsausbrüche, rücksichtsloses oder selbstschädigendes Verhalten oder durch eine Tendenz zu längeren dissoziativen Zuständen unter Stress manifestieren. Hinzukommen können die Symptome einer emotionalen Betäubung oder einer verminderten Fähigkeit, positive Emotionen zu erleben.
   - Das *negative Selbstkonzept* ist charakterisiert durch anhaltende Überzeugungen, als Person minderwertig, machtlos und wertlos zu sein. Sie können von tiefgreifenden und andauernden Gefühlen der Schuld und Scham begleitet sein. Diese können sich darauf beziehen, dass die Personen die widrigen Lebensumstände nicht besser bewältigen oder das Leid anderer nicht verhindern konnten.

– *Interpersonelle Störungen* werden definiert als anhaltende Schwierigkeiten, Beziehungen aufrechtzuerhalten. Die Schwierigkeiten können sich auf verschiedene Weise manifestieren, beispielsweise durch Schwierigkeiten, sich anderen nahe zu fühlen. Einige Personen können Beziehungen und soziales Engagement vermeiden oder wenig Interesse an ihnen haben. Auch kann eine Person gelegentlich nahe oder intensive Beziehungen aufnehmen, aber Schwierigkeiten haben, diese über längere Zeit aufrechtzuerhalten.

Die Diagnose einer Komplexen Posttraumatischen Belastungsstörung ist klinisch aufgrund einer Exploration mit ausführlicher biografischer Anamnese zu stellen.

Bereiche gestörter Selbstorganisation

Probleme der Selbstorganisation bei der Komplexen Posttraumatischen Belastungsstörung

- Affektiver Bereich:
  - Störungen der Emotionsregulierung:
    - erhöhte emotionale Reaktivität
    - gewaltsame Emotionsausbrüche
    - rücksichtloses oder selbstschädigendes Verhalten
    - Tendenz zu längeren dissoziativen Zuständen unter Stress
  - Symptome emotionaler Betäubung
  - verminderte Fähigkeit, positive Emotionen zu erleben
- Negatives Selbstkonzept:
  - anhaltende Überzeugung, als Person minderwertig, machtlos und/oder wertlos zu sein
  - tiefgreifende und andauernde Gefühle der Schuld und Scham
- Interpersonelle Beziehungen:
  - anhaltende Schwierigkeiten, emotionale Beziehungen aufrechtzuerhalten
  - Vermeidung von Beziehungen und sozialem Engagement oder geringes Interesse daran

3.2 Diagnostik psychischer Traumatisierungen

Im Rahmen der Diagnostik verschaffen wir uns nicht nur einen Eindruck von der vorherrschenden Symptomatik, sondern auch einen Überblick über das Vorkommen von Traumatisierungen in der Kindheit, der Jugend und im Erwachsenenalter. Neben der Art der Traumatisierung ist auch der Modus ihrer Verarbeitung von Bedeutung, ebenso die Reaktion des familiären Umfeldes, ob beispielsweise ein Wegsehen der frühen Bezugspersonen zusätzlich ein Gefühl völligen Alleingelassenseins bewirkt hat.

Die traumatischen Erfahrungen können auf verschiedenartige Weise verarbeitet worden sein:

Neurotische und dissoziative Traumaverarbeitung

- Liegt eine „normale" Informationsverarbeitung mithilfe „neurotischer" Abwehrmechanismen vor, hinterlassen die Erinnerungen an ein Trauma schmerzhafte Gefühle, auch Angst und Verzweiflung, jedoch wird das Erlebte als abgeschlossen erlebt und die Erinnerung an das traumatische Erleben eindeutig der Vergangenheit zugeordnet.
- In anderen Fällen sind die traumatischen Erfahrungen unverarbeitet geblieben und dissoziativ abgespalten. Sie teilen sich dann entweder als Bilder, Geräusche, Gerüche oder Gefühlsempfindungen mit dem Charakter von Gegenwärtigkeit oder als dissoziative Symptome unterschiedlicher Ausprägung mit. Dann liegt diagnostisch das Störungsbild einer Posttraumatischen Belastungsstörung oder das Bild einer dissoziativen Störung vor.

Die Frage nach traumatischen Erfahrungen ist deshalb von Bedeutung, weil Patienten sie aus Scham, aus Angst vor Zurückweisung oder aus anderen Gründen oft nicht spontan berichten. Wenn nach traumatischen Erfahrungen nicht gefragt wird, kann dies als Desinteresse an der Tatsache der Traumatisierung verstanden werden, die einer Wiederholung der Verleugnung in der Ursprungsfamilie nahekommt.

Behutsame Exploration traumatischer Erfahrungen

So wichtig die Frage nach erlebten Traumatisierungen ist, so wenig darf die Art der Exploration zu einer überflutenden Reaktualisierung des traumatischen Erlebens führen und die Patientin der Gefahr einer Retraumatisierung aussetzen. Wenn eine manifeste PTBS-Symptomatik vorliegt oder wenn sich, wie geschildert, Hinweise auf eine dissoziative Symptomatik erkennen lassen, ist es aus unserer Sicht kontraindiziert, die Patienten zum Sprechen über Traumatisierungen aufzufordern. Da sich das nicht immer im Voraus erkennen lässt, ist bei der Erfragung größte Vorsicht geboten. *Ein Mittelweg kann darin bestehen, die Patienten zu einer möglichst abstrakten, gewissermaßen stichwortartigen Benennung möglicher Traumen aufzufordern und sie zu bitten, keine Einzelheiten zu berichten und bewusst eine emotional distanzierte Haltung einzunehmen.*

Nicht selten besteht Unklarheit bezüglich der Frage, wie traumatische Erfahrungen verarbeitet worden sind. Dissoziative Phänomene während des diagnostischen Gesprächs – ein Abschweifen mit dem Blick, ein Abzug der Aufmerksamkeit, ein Tunnelblick oder ein vorübergehendes Abwesend-Sein – sollten in keinem Falle ignoriert werden. Auch Hinweise auf Schreckhaftigkeit oder Übererregung können wegweisend sein (Reddemann & Sachsse, 2000). Allgemein gilt: Wenn nach dem Sprechen über traumatische Erfahrungen Erleichterung und Entlastung eintreten, können wir eine normale Informationsverarbeitung mithilfe „neurotischer" Abwehrmechanismen annehmen. Wenn jedoch ein Sprechen über traumatisches Erleben dazu führt, dass anschließend oder nach einigen Stunden eine Verschlechterung der emotionalen Regulation eintritt oder Symptome wie Intrusionen oder Schneidedruck auftreten, kann dies als Hinweis gewertet werden, dass traumatische Erfahrungen dissoziiert gespeichert wurden.

Die diagnostische Situation lässt sich nicht scharf von einer therapeutischen Situation trennen. Eine auf die Bedürfnisse traumatisierter Patienten abgestimmte Diagnostik kann bereits einen heilsamen therapeutischen Effekt haben. Umgekehrt kann eine intrusive Gesprächsführung während der Phase der Diagnostik den Aufbau einer therapeutischen Beziehung schwerwiegend stören.

Screening-Instrumente

Als Screening-Instrumente, die eine klinische Exploration nicht ersetzen, stehen verschiedene Fragebögen zur Selbstbeurteilung zur Verfügung. Dazu zählen der Childhood Trauma Questionnaire (CTQ; Bernstein & Fink, 1998; deutsche Fassung: Wingenfeld et al., 2010; Klinitzke et al., 2012), mit dessen Hilfe lebensgeschichtliche Traumatisierungen erfragt werden können, und der Traumatic Antecedents Questionnaire (TAQ; deutsche Übersetzung: Hofmann et al., 1999; Original: van der Kolk, 1997). Als Kombination aus Fragebogen und halbstrukturiertem Interview ist das Kölner Trauma-Inventar (KTI; Fischer & Schedlich, 1995) zu nennen. Weitere Checklisten und Fragebögen zur Erfassung traumatischer Ereignisse in deutscher Sprache finden sich bei Maercker und Bromberger (2005).

Vorgehen bei der Diagnostik psychischer Traumatisierungen

- vorsichtige Exploration von Traumatisierungen
- kein Erfragen von Details
- emotional distanzierte, abstrakte und stichwortartige Schilderungen erbitten
- Reaktionen des Umfelds auf die Traumatisierungen erfragen
- Verarbeitungsmodus („dissoziativ“ vs. „neurotisch“) identifizieren
- ggf. Fragebögen als Screening-Instrumente einsetzen

3.3 Diagnostik dissoziativer Störungen

Wegen ihres besonderen Stellenwertes für die Therapieplanung, vor allem bei der Indikationsstellung zu einem traumakonfrontativen Vorgehen, kommt der Diagnostik dissoziativer Symptome eine besondere Bedeutung zu. Dissoziative Symptome werden von Patientinnen selten spontan berichtet und von Diagnostikern leicht übersehen. Dafür sind verschiedene Gründe verantwortlich (Gast et al., 2001; Gast & Wabnitz, 2013):

- Oft haben sich Patienten an ihre dissoziativen Symptome so gewöhnt, dass sie sie im Alltagsleben nicht mehr wahrnehmen.

- Eine „Amnesie für die Amnesie“ kann bewirken, dass Patientinnen eine Lücke in der Kontinuität ihrer Erinnerung nicht bemerken.
- Schamgefühle und die Angst vor Verurteilung können Patientinnen daran hindern, wahrgenommene dissoziative Symptome mitzuteilen.
- Oft lassen sich dissoziative Erlebensformen nur schwer in Worte fassen und werden schon aus diesem Grunde nicht mitgeteilt.

Diagnostik dissoziativer Symptome

Die Diagnostik dissoziativer Symptome sollte daher gezielt durch eine klinische Exploration erfolgen. Allein die routinemäßig gestellte Frage nach „Erinnerungslücken“ oder „Wegdriften“ kann schon wichtige Hinweise auf das Vorliegen einer dissoziativen Störung bringen.

Als Screening-Fragebogen eignet sich der Fragebogen zu dissoziativen Symptomen (FDS; Freyberger et al., 1999), die erweiterte deutsche Fassung der Dissociative Experiences Scale (DES; Bernstein & Putnam, 1986). Für eine vollständige Diagnostik ist er nicht ausreichend, da sowohl mit falsch-positiven als auch mit falsch-negativen Ergebnissen gerechnet werden muss. Wir empfehlen daher, den ausgefüllten FDS-Fragebogen als Ausgangspunkt für die klinische Exploration zu nehmen, bei der die positiv angekreuzten Fragen im Einzelnen durchgesprochen werden.

Insbesondere wenn sich Hinweise auf eine strukturelle Dissoziationen der Persönlichkeit (Gast & Wabnitz, 2013; Huber, 2012; Reddemann et al., 2011; van der Hart et al., 2008) ergeben, empfehlen wir zur Diagnosesicherung ein strukturiertes klinisches Interview. Besonders geeignet ist das (allerdings noch an der DSM-IV-Klassifikation orientierte) Strukturierte Interview für Dissoziative Störungen (SKID-D) von Steinberg (1994), das in deutscher Übersetzung vorliegt (Gast et al., 2000; Gast & Rodewald, 2004).

Vorgehen bei der Diagnostik dissoziativer Symptome

- aktives Explorieren, da dissoziative Symptome spontan oft nicht berichtet werden, u. a. Fragen nach „Erinnerungslücken“ und „Wegdriften“
- FDS-Fragebogen als Screening-Instrument
- strukturierte klinische Interviews zur Diagnosesicherung

4 Behandlung

4.1 Allgemeine Prinzipien der Arbeit mit komplex traumatisierten Patientinnen

Behandlungsmodell an der „Complex Trauma Task Force" der internationalen Traumafachgesellschaft orientiert

Die Arbeitsgruppe der „Complex Trauma Task Force" der International Society of Traumatic Stress Studies (ISTSS) hatte sich das Ziel gesetzt, nach Durchsicht der relevanten Literatur und auf der Basis eines Expertenkonsensus die beste Praxis für den Umgang mit der Komplexen Posttraumatischen Belastungsstörung zu dokumentieren und Behandlungsempfehlungen zu geben. Auf diese Weise entstanden die „Behandlungsleitlinien für die komplexe PTBS bei Erwachsenen" (Cloitre et al., 2012).

Der von uns vorgestellte Behandlungsansatz nimmt in hohem Maße Bezug auf die hier formulierten Behandlungsleitlinien und verknüpft sie mit einem psychodynamischen Grundverständnis. Er lässt sich durch die im Folgenden genannten Merkmale beschreiben, auf die in den nächsten Abschnitten ausführlicher eingegangen wird (Reddemann & Fischer, 2010; Reddemann, 2012; Reddemann et al., 2014; Reddemann & Wöller, 2015; Wöller, 2013, 2014).

Allgemeine Prinzipien in der Arbeit mit komplex traumatisierten Patienten
• psychodynamisches Beziehungsverständnis • Phasenorientierung • Förderung salutogenetischer Faktoren und Ressourcenaktivierung • keine Förderung der Entfaltung der Pathologie in der therapeutischen Beziehung • Stellenwert von Imaginationen • beobachtende Haltung • strukturbezogene Interventionen • Ego-State-Arbeit

4.1.1 Psychodynamisches Beziehungsverständnis

Das psychodynamische Beziehungsverständnis prägt die Grundorientierung des vorgelegten Konzepts. Jedes Verhalten oder Erleben der Patientin wie auch der Therapeutin kann nur vor dem Hintergrund aktueller oder früherer Beziehungen verstanden werden; jede therapeutische Intervention kann nur im Kontext der aktuellen therapeutischen Beziehung ihre Bedeutung erlangen (Balint, 2002; Winnicott, 2006). Die Psychotherapieforschung hat eindrucksvoll gezeigt, welche Bedeutung die Herstellung einer therapeutischen Arbeitsbeziehung für den Therapieerfolg hat (Luborsky, 1984; Wampold, 2010). Ein Verständnis der Phänomene von Übertragung und Gegenübertragung ist von großer Bedeutung, auch wenn der therapeutische Umgang mit Übertragungsphänomenen ein anderer ist als in der klassischen psychoanalytischen Therapie. Über lange Zeit sollte in der Behandlung komplex traumatisierter Patientinnen die *Erfahrung einer haltgebenden Beziehung* im Vordergrund stehen, verbunden mit einer antiregressiven Behandlungsführung. Diese zielt darauf ab, intensive negative und/oder idealisierende Übertragungen nicht zu fördern und wenn möglich gar nicht entstehen zu lassen. Ebenso wichtig wie der Umgang mit Übertragungen ist die Reflexion der eigenen Gegenübertragung. Unreflektiert können die bei komplex traumatisierten Patienten häufigen Täter- oder Retterübertragungen leicht Überidentifikationen mit den Patientinnen, Rettungsimpulse oder therapieschädliche Distanzierungen bewirken.

Psychotherapieforschung und psychodynamisches Beziehungsverständnis

Ein psychodynamisches Verständnis der Introjektionsprozesse kann speziell für die Verbesserung der Selbstfürsorge hilfreich sein (Ferenczi, 1933/1982; Jacobson, 2009; Kernberg, 2010). Einsichtsförderung und die Vermittlung einer positiven Beziehungserfahrung sind eng miteinander verbunden (Reddemann, 2012; Wöller & Kruse, 2014; Wöller, 2015a).

4.1.2 Phasenorientiertes Vorgehen

Dreiphasenmodell

Im Einklang mit den Behandlungsleitlinien der International Society of Traumatic Stress (Cloitre et al., 2012) empfehlen wir ein phasenorientiertes Vorgehen. Es besteht aus drei Phasen, die sich an einer Hierarchie von zentralen Bedürfnissen aufseiten der Patientinnen orientieren. Es wird hier deutlich gemacht, dass eine Behandlung der Komplexen Posttraumatischen Belastungsstörung sich nicht auf die Reduktion der psychiatrischen Symptomatik beschränken darf, sondern begleitend dazu auch eine Stärkung zentraler Fähigkeiten und Fertigkeiten wie Selbstregulation und Ressourcenarbeit umfassen muss (Cloitre et al., 2012):

Phase 1: Ich-Stärkung

1. Die erste Phase gilt der traumaspezifischen *„Stabilisierung"*. Dieser Begriff impliziert aus psychodynamischer Sicht ein ganzes Bündel an Maßnahmen zur Ich-Stärkung, wobei stabilisierende bzw. restabilisierende Maßnahmen wiederkehrend eine wichtige Rolle spielen, und auch, wie erwähnt, die Bemühung um den Aufbau einer stabilen haltgebenden therapeutischen Beziehung und Arbeitsbeziehung. In der ersten Phase der Behandlung, der Stabilisierungsphase, ist die Sicherheit der Patientin

(sowohl die äußere als auch die innere Sicherheit) zentrales Ziel der Intervention. Darüber hinaus gilt es in dieser Stabilisierungsphase, den Umgang mit Emotionen zu verbessern und das Selbstkonzept zu stärken.

Phase 2: Bearbeitung traumatischer Erinnerungen

2. In der zweiten Phase der Behandlung geht es um die *Bearbeitung traumatischer Erinnerungen unter Einsatz konfrontativer Elemente*. Die vorhergehende Erfahrung von Sicherheit und Selbstwirksamkeit bildet neben einer vertrauensvollen therapeutischen Beziehung die Grundlage für die Arbeit mit traumatischem Material. In dieser Phase konfrontieren sich die Patientinnen absichtsvoll mit ihren traumatischen Erinnerungen, um sie integrieren zu können. Die Anwendung von traumakonfrontierenden Techniken ist an strikte Voraussetzungen gebunden, damit sie nicht zur Retraumatisierung wird:

   > The therapeutic benefit of the process arises from the patient's capacity to maintain emotional engagement with the distressing memories while simultaneously remaining physically, emotionally and psychologically intact. The therapist's presence, encouragement, guidance and feedback support the patient in maintaining a sense of safety and in the continued exploration of the memory. The experience of safety, along with the attendant availability of attentional, cognitive and emotional resources, provides the therapeutic circumstances in which reappraisal of the meaning of the traumatic experiences can be conducted. (Cloitre et al., 2012, S. 9)

Phase 3: Reintegration und Neubeginn

3. In der dritten Phase der *Reintegration und des Neubeginnens* wird mit dem Patienten der Übergang von der Therapie in eine größere Selbstständigkeit und verstärkte Teilnahme am sozialen Leben vorbereitet. Die Therapeutin unterstützt die Patientin bei der Anwendung der entwickelten und/oder gestärkten Fähigkeiten und fördert den Aufbau verlässlicher sozialer Beziehungen. In dieser Phase geht es auch darum, die für traumatisierte Patientinnen typischen Konflikte und noch vorhandenen Ich-Funktionsdefizite zu bearbeiten. Hier werden Ansätze der allgemeinen tiefenpsychologisch fundierten Psychotherapie immer bedeutsamer, je nach Abwehrstruktur und Ich-Funktionsniveau in einer eher konfliktaufdeckenden oder interaktionellen Variante, eventuell auch Techniken der Verhaltenstherapie, um spezifische Symptom- oder Verhaltensmuster zu behandeln.

Die Dauer der einzelnen Phasen der Behandlung und der Einsatz konfrontativer Elemente werden maßgeblich von der Stabilität der Patientinnen abhängig gemacht. Patientinnen, bei denen aufgrund unzureichender Stabilisierung oder anhaltendem Täterkontakt keine Erinnerungsarbeit durchgeführt werden kann, bedürfen weiterer Stabilisierung und supportiver Behandlungsstrategien, oft auch der medikamentösen Therapie.

4.1.3 Förderung salutogenetischer Faktoren und Ressourcenaktivierung

Selbstkontrolle, Selbstwirksamkeit und Selbstmitgefühl sind wichtig

Neben dem Aufbau einer tragfähigen therapeutischen Beziehung, wie oben dargestellt, akzentuieren wir die Förderung salutogenetischer Faktoren – auch deren Manifestationen in der therapeutischen Beziehung ebenso wie in Alltagsbeziehungen – und nutzen ressourcenunterstützende Angebote, wobei ggf. Wissensbestände und therapeutische Techniken anderer Therapieschulen einbezogen werden. Einen zentralen Aspekt der Arbeit mit traumatisierten Patientinnen sehen wir darin, sie nach dem Erleben von Hilflosigkeit und Überflutung durch traumatische Affekte zu unterstützen, die Selbstkontrolle, Selbstwirksamkeit, die Selbstberuhigungsfähigkeit und das Selbstmitgefühl (wieder) zu erlangen. Dies bedeutet, dass die therapeutische Beziehung dazu genutzt wird, um mit ihrer Hilfe neue (Beziehungs-) Erfahrungen erlebbar zu machen: Da ist ein Mensch, der mein Leid versteht, mit dessen Hilfe ich mich geborgen fühlen kann und der mir etwas zutraut. *Und: Ich bin mehr als meine Probleme, will sagen, wir konzeptualisieren mithilfe der Ego-State-Theorie, dass wir es sowohl mit einem – relativ – funktionalen „erwachsenen Ich" und mehr oder weniger verstörten „jüngeren Ichs" zu tun haben.*

Verknüpfung des psychodynamischen Beziehungsverständnisses mit dem Prinzip der Ressourcenaktivierung

Das psychodynamische Beziehungsverständnis wird in dem hier vorgelegten Ansatz explizt mit dem *Prinzip der Ressourcenaktivierung* verknüpft. Ressourcenorientierung gilt heute als ein wichtiger Bestandteil aller erfolgreichen Therapien. Es ist hinreichend belegt, dass es sich positiv auf die therapeutische Beziehung und den Therapieverlauf auswirkt, wenn die individuellen Fähigkeiten, Stärken, Bedürfnisse und Ziele des Patienten bei der Therapieplanung berücksichtigt werden (Weiss, 1993; Flückinger et al., 2008, 2009; Gassmann & Grawe, 2006). Die gezielte Anknüpfung bei den Grundbedürfnissen der Patienten wirkt sich zudem positiv auf die Motivation aus. Neuere neurowissenschaftliche Befunde stützen den Ansatz der Ressourcenaktivierung. Je häufiger positiv getönte „Ressourcenzustände" aktiviert werden, desto stärker werden die ihnen zugrunde liegenden Erregungsmuster gebahnt (Grawe, 1998, 2004). Ressourcenorientierung heißt, dass die Patienten systematisch alle Potenziale in sich selbst entdecken und aktivieren, die zur Lösung ihrer Probleme beitragen können. Stets stellen wir uns die Frage: Welche Ressourcen zur Problemlösung sind in dem Patienten bereits vorhanden und welche braucht er?

4.1.4 Keine Entfaltung der Pathologie in der therapeutischen Beziehung

Ein antiregressives Vorgehen hat sich bewährt, da in der Psychotherapie bei Patientinnen, bei denen Traumatisierungen im Vordergrund stehen, ein so-

Normal-Ich im Sinne Freuds kann nicht vorausgesetzt werden

genanntes „Normal-Ich" (Freud, 1937) nicht vorausgesetzt werden kann. Menschen mit einem hinreichend entwickelten „Normal-Ich" sind fähig, sich beim Erleben zu beobachten, verfügen also über eine gewisse Distanzierungs- und Desidentifikationsfähigkeit, was regressive Prozesse angeht. Traumatisierten Menschen mit einer komplexen Traumafolgestörung steht diese Fähigkeit im Allgemeinen nicht zur Verfügung, obwohl Dissoziation eine gewisse Distanzierung zur Folge hat. Freud hatte bereits darauf hingewiesen, dass *die Psychoanalyse nur bei einem „Normal-Ich" durchgeführt werden kann.* (Dieses Normal-Ich verfügt über die Fähigkeit, sich selbst während der Regression zu beobachten; etwas, was traumatisierte Patientinnen in der Regel eben gerade nicht können.)

Ein Vorgehen mit dem Ziel, die Pathologie in der therapeutischen Beziehung zu entfalten, können wir bei komplex traumatisierten Patientinnen *nicht* empfehlen (wohl wissend, dass es hierzu unterschiedliche Auffassungen gibt; z.B. Kernberg, 2011). Vielmehr werden die traumabedingten Beziehungsstörungen, die zu einer übertragungsbedingten Verzerrung der Wahrnehmung des Therapeuten führen, sofort aufgegriffen, wenn sie die Ebene des „zwei Erwachsene arbeiten gemeinsam ..." beeinträchtigen. Das heißt, die Beziehung wird bearbeitet, wenn sie zum Widerstand wird, denn von entscheidender Bedeutung ist das haltende und Sicherheit vermittelnde Beziehungsangebot.

Ego-State-Modell

Ausgehend vom Ego-State-Modell (Watkins & Watkins, 2012) hat sich ein Konzept als hilfreich herausgestellt, nach dem zwei erwachsene Personen – Therapeutin *und* Patientin – sich gemeinsam um Verständnis und Hilfe für verletzte traumatisierte jüngere Anteile bemühen (ggf. auch um jüngere erwachsene Anteile). Sollten sich dennoch Anzeichen einer negativen Übertragung ausbilden, was natürlich nicht selten geschieht, sollten diese aktiv geklärt werden, sodass übertragungsbedingte Wahrnehmungsverzerrungen angesprochen und korrigiert werden können.

Eher klassisch psychodynamische Behandlungsansätze mit dem Ziel, typische Konflikte zu bearbeiten, können jedoch in einem späteren Stadium der Therapie zur Anwendung kommen, außerdem in Momenten einer gewissen Stabilität oder wenn es sich um Themen handelt, die die Traumaproblematik nicht berühren. Deshalb sollten bei traumatisierten Patientinnen zunächst spezifische Vorgehensweisen zur Anwendung kommen, welche die Voraussetzung für eine spätere, mehr konfliktzentrierte Psychotherapie schaffen.

4.1.5 Stellenwert von Imaginationen

Hier kommt der Nutzung von Imaginationen eine besondere Bedeutung zu. Viele traumatisierte Menschen imaginieren ohnehin ständig Bedrohliches, sodass diese Fähigkeit zu imaginieren therapeutisch genutzt werden kann. Denn mit ihrer Hilfe kann es gelingen, den Schreckensbildern der traumatischen Erfahrung kontrollierte, heilkräftige Vorstellungen entgegenzusetzen und eine gute innere Welt zu erschaffen (Reddemann, 2014; Sachsse, 2009). Viele Patientinnen haben von dieser Möglichkeit schon spontan in der Kindheit Gebrauch gemacht. Es werden gezielt die heilende Potenz der Imagination sowie die Erfahrung, dass Rituale und veränderte Bewusstseinszustände schon immer mit Erfolg in der Heilkunde zu therapeutischen Zwecken eingesetzt wurden, genutzt. Im Rahmen dieser Arbeit kommt es darauf an, positive innere Bilder zu schaffen bzw. wiederzuentdecken, die nicht von den Traumatisierungen infiziert und vergiftet sind. So erkunden wir zunächst, wo immer möglich, positive Lebenserfahrungen unserer Patientinnen („Freudebiografie" und „Freudetagebuch"). Dieses Vorgehen hat Ähnlichkeit mit Ansätzen, die aus der aktiven Imagination nach C.G. Jung, dem Katathymen Bilderleben, aber auch aus der Hypnotherapie bekannt sind.

„Utilisierung", also Nutzbarmachung von Abwehrformen

Die Abwehrformen der Dissoziation, der Spaltung, der Verleugnung und der Externalisierung werden im Sinne einer *„Utilisierung"* salutogenetisch genutzt: Unter der Einwirkung traumatischen Erlebens entwickeln nahezu alle traumatisierten Patientinnen die Fähigkeit zur Dissoziation; denn für viele Patientinnen war es überlebensnotwendig, sich durch den aktiven Einsatz der Dissoziation von dem traumatischen Erleben zu distanzieren. Der Abwehrmechanismus der Spaltung dient den Patientinnen dazu, innere Bereiche der Traumatisierung von guten Erfahrungen in der Vergangenheit und in der Gegenwart abzutrennen. Der aktive Einsatz der Verleugnung kann traumatisches Material vom Bewusstsein fernhalten. Externalisierung schafft die Möglichkeit, bedrohliche Selbstanteile in die Außenwelt zu verlagern, um so besser mit ihnen umgehen zu können. Streng begrifflich betrachtet, handelt es sich bei diesen Vorgängen nicht um Abwehrvorgänge, sondern um Bewältigungsmechanismen im Rahmen traumakompensatorischer Schemata (Fischer & Riedesser, 2009).

4.1.6 Beobachtende Haltung

Distanzierung als Wirkprinzip

Einen besonderen Stellenwert schreiben wir der Fähigkeit zu, eine beobachtende Haltung einzunehmen, und nutzen diese nicht zuletzt gezielt für die Traumaexposition. Wenn Angst und Schmerz angesichts sich aufdrängender Traumaerinnerungen übermächtig werden, wird der Patientin empfohlen, sich vorzustellen, dass sie sich selbst von Weitem, neben sich stehend oder über sich schwebend beobachtet oder in anderer Weise die Wahrnehmung distanzierend *verfremdet*. Dabei kann die Distanzierung am häufigsten in der räumlichen, manchmal auch in der zeitlichen Dimension vorgenommen werden.

Viele traumatisierte Patientinnen haben die beobachtende Distanz zur eigenen Person spontan genutzt. Zum Beispiel berichten durch sexualisierte Gewalt traumatisierte Patientinnen, wie sie sich während des Erleidens der Übergriffe vorgestellt haben, sie verließen ihren Körper und schwebten hinauf zur Zimmerdecke, um von dort das Geschehen aus einer durch die Distanz schützenden Position zu betrachten. Es ist auch möglich, sich zeitlich zu distanzieren, indem man sich selbst aus der Perspektive nach Ablauf von 10 Jahren oder später beobachtet.

Den „inneren Beobachter" nutzen

Eine wertvolle Hilfe kann es sein, einen sogenannten *„inneren Beobachter"* zu „installieren", genauer: sich die beobachtende Fähigkeit zunutze zu machen. Hierzu gibt es verschiedene Wege: Manche Patientinnen können unmittelbar mit der Idee des inneren Beobachters etwas anfangen, andere laden wir ein, nach einer inneren Gestalt oder Instanz zu suchen, die nicht in die aktuellen Probleme und Konflikte involviert ist, sondern ohne jede Wertung, aber wohlwollend zuschaut und alles ausschließlich beobachtet. Anschließend können die Patientinnen sich dann in die Rolle des Beobachters hineinversetzen oder auch mit ihm ein inneres Gespräch führen und das Beobachtete berichten (Kluft, 1995; Phillips & Frederick, 2007; Schmidt, 2004; Reddemann, 2001, 2012, 2016).

4.1.7 Strukturbezogene Interventionen

Strukturbezogene Interventionen mit dem Ziel, defizitäre Ich-Funktionen abzubauen, erweisen sich besonders bei komplex traumatisierten Patienten als notwendig, die unter ausgeprägten Störungen der Emotionsregulierung und anderen Ich-Funktionsdefiziten leiden. Meist handelt es sich dabei um Patienten mit traumaassoziierten Persönlichkeitsstörungen (Wöller, 2013, 2016).

Notwendigkeit neuerer psychodynamisch-traumatherapeutischer Konzepte

Zwar kommt es vor, dass Kompetenzen in einem beziehungstraumatischen Umfeld nicht ausreichend erlernt wurden. In vielen Fällen sind die entsprechenden Kompetenzen durchaus einmal vorhanden gewesen; sie sind lediglich situations- und kontextabhängig nicht verfügbar, sei es als Folge eines allgemein verminderten Kompetenzgefühls oder als Folge einer Blockade durch verinnerlichte Verbote. Insofern wird die alleinige Anwendung strukturbezogener Techniken zur Bearbeitung von Entwicklungspathologien und strukturellen Ich-Störungen den traumatisierten Patientinnen oft nicht ganz gerecht, wohingegen wir eine ganze Reihe von Interventionen, die auf dem Hintergrund des Ego-State-Ansatzes nach Watkins und Watkins (2012) sowie neuerer psychodynamisch-traumatherapeutischer Konzepte (z. B. Reddemann & Fischer , 2010; Wöller, 2013, 2014) entstanden sind, gerne arbeiten. Hinzu kommt, wie in der Einleitung erwähnt, eine salutogenetisch-progressionsorientierte Arbeitsweise, die sich ebenfalls seit über 20 Jahren durchgesetzt hat (Fürstenau, 2007; Reddemann & Sachsse, 1996; Reddemann, 2001, 2012).

4.1.8 Ego-State-Arbeit

Eine wichtige Grundlage unserer therapeutischen Arbeit bildet daher das Ego-State-Modell von Watkins und Watkins (2012). Das Modell geht ursprünglich auf C.G. Jung (1948/1982) zurück und wurde von Glover (1932) und Federn (1958) aufgegriffen.

Was verstehen wir unter der Arbeit mit dem Ego-State-Modell? Wir haben bisher meist so gesprochen, als sähen wir die Patientin als eine ganze Person, was auch angemessen sein kann. Es erscheint uns aber von Bedeutung, zu erkennen, dass die Idee des einen kohärenten Ich ein Konzept und keine Wahrheit beinhaltet. Daher fragen wir uns und unsere Patienten häufiger: „Wer spricht?", z. B. bei „inakzeptablem Verhalten" des Patienten. Ist es die erwachsene Person oder äußert sich hier unbewusst ein jüngeres Ich? Fragen wir Patientinnen so oder auf ähnliche Weise, wird ihnen fast immer klar, dass es ihnen so vorkommt, als spreche ein viel jüngeres Ich.

Verständnis der Problematik durch Anwendung des Ego-State-Konzepts

Vereinfacht beschrieben geht es darum, sich gemeinsam vorzustellen, dass es so etwas wie sich äußernde jüngere Anteile gibt, die über ein „Eigenleben" verfügen. C. G. Jung (1948/1982) spricht von „kleinen Persönlichkeiten" im Selbst. Watkins und Watkins (2012) haben dem psychodynamischen Verständnis einige Vorstellungen über Dissoziation nach Janet (1889) hinzugefügt. Sie selbst haben meist hypnotherapeutisch mit induzierter Trance gearbeitet. Wir bemühen uns eher, mit dem erwachsenen Ich zu arbeiten, und wenden selten hypnotherapeutische Techniken im Sinne einer Trance-Induktion an, da wir Wert darauf legen, dass das erwachsene Ich die Kontrolle behält. Es gibt aber Situationen, in denen das erwachsene Ich überfordert ist. Wir schließen uns daher der Empfehlung amerikanischer psychoanalytischer Kollegen an, die meinen, dass man in der Arbeit mit schwer traumatisierten Patienten auch über die Möglichkeit verfügen sollte, auf hypnotherapeutische Techniken zurückzugreifen (z. B. Putnam, 2013).

Arbeit vorzugsweise mit dem „erwachsenen Ich-Anteil"

Klinischer Nutzen der Ego-State-orientierten Arbeit

Klinisch hat sich dieses Konzept besonders in der Arbeit mit in der Kindheit und Jugend traumatisierten Patienten sehr bewährt. Der Vorteil besteht aus unserer Sicht vor allem darin, dass das erwachsene Ich sich als – mehr oder weniger – kompetent begreifen und die Schwierigkeiten den jüngeren Ichs zuordnen kann. Um diese wiederum kann sich gekümmert werden, wie sich Eltern um schwierige oder gar belastete Kinder kümmern. An dieser Stelle mag der Einwand aufkommen, dass dies strukturell gestörte Patienten doch gar nicht können. Nach unserer langjährigen Erfahrung können sie es immer schon ein wenig und können durchaus dazulernen. Wir sehen daher die Arbeit oft als eine Art „Erziehungsberatung" nach dem Motto: Wie geht ein freundlicher Erwachsener mit einem verstörten Kind/Jugendlichen optimalerweise um?

Alltags-Ich und traumatisierte „Ichs"

Das traumatisierte Ich kann man sich als „eingefroren" in der traumatischen Situation vorstellen. Wenn viele traumatische Erfahrungen gemacht wurden, wie das bei komplex traumatisierten Patientinnen der Fall ist, kann man sich, entsprechend dem Ego-State-Ansatz, viele traumatisierte „Ichs" oder Ego-States vorstellen. Diese Anteile verfügen über geringe Möglichkeiten zur Regulation und Steuerung. Andererseits kann man fast immer mindestens einen funktionalen Teil finden, der in der Regel relativ wenig Zugang zu seinen Emotionen und Affekten hat, aber in der Lage ist, Alltagsfunktionen gekonnt auszuüben und sich zu distanzieren. Was wir hier beschreiben, kann als Spaltungsphänomen verstanden werden. Es diente dem Schutz und dient auch im aktuellen Leben so lange dem Schutz, wie keine angemesseneren Möglichkeiten zur Verfügung stehen. Das Alltags-Ich, wie wir es nennen, ist dennoch häufig eingeengt und verfügt nicht über ein breites Spektrum von Bewältigungsstrategien.

So mag auch deutlich werden, dass das Konzept der Nachbeelterung mehr oder weniger in die Hände des erwachsenen Ich gelegt wird, sodass einem ungesunden Anwachsen von Abhängigkeit entgegengewirkt werden kann.

Wir fördern also keine Regression in der therapeutischen Beziehung, sondern arbeiten mit der Regression auf der inneren Bühne.

Fallbeispiel

In der zweiten Stunde berichtet die Patientin spontan, sie habe sich an viele Dinge erinnert, die ihr gar nicht mehr im Gedächtnis gewesen seien, und sie habe versucht, sich auch an schöne Momente zu erinnern. Es sei leider nicht viel, aber sie habe dann einfach immer wieder an die schönen Dinge gedacht. Und sie habe jetzt ja auch eine ziemlich gute Beziehung zu ihrem Partner und ihrem Kind, das sei ihr auch klar geworden und dafür sei sie dankbar. Hier fragt die Therapeutin: „Wie ist Ihnen das gelungen, obwohl Sie doch so schlimme Erfahrungen gemacht haben?" Darüber habe sie noch nie nachgedacht. Nach einer längeren Pause: Sie habe sich das als Kind immer so vorgestellt, dass es so werden solle, „wie im Märchen". „Und jetzt ist es beinahe wahr geworden, weil Sie in der Lage waren, es sich vorzustellen?" „Ja, vielleicht … Sie meinen, ich habe es selbst bewirkt?" „Ja, ich denke, Sie haben da einen großen Anteil durch Ihr Hoffen und Wünschen, dass es so kommen konnte." „Das habe ich mir noch nie überlegt. Es macht mir Mut, wenn Sie das so sagen. Aber ich möchte nicht, dass wir das Schlimme vergessen!" „Nein, das verspreche ich Ihnen, dass wir, wann immer Sie möchten, über das Schlimme sprechen."

4.2 Therapeutische Beziehung

4.2.1 Aufbau und Aufrechterhaltung einer haltenden Beziehung

Im Folgenden sollen einige uns wesentlich erscheinende Aspekte in der Gestaltung der therapeutischen Beziehung mit komplex traumatisierten Patienten beschrieben werden. Wir heben jene Aspekte hervor, die wir im Umgang mit dieser Patientengruppe für besonders beachtenswert halten. Dabei wird den Leserinnen und Lesern auffallen, dass wir nur sehr selten konfrontativ arbeiten. Wir tun dies wegen der Schwierigkeiten dieser Patientinnen, Stress zu verarbeiten und verhalten uns nach der Devise: „Wenigstens schadet's nicht noch mehr" (Courtois & Ford, 2009). Oder anders ausgedrückt: Kein Stress durch Therapie. Dies mag kontrovers gesehen werden. Unsere Erfahrung ist, dass diese Devise dem therapeutischen Prozess zugutekommt.

Bedeutung des Arbeitsbündnisses

Die Bedeutung der therapeutischen Arbeitsbeziehung für den Erfolg von Psychotherapie ist inzwischen vielfältig empirisch belegt (Luborsky et al., 1988; Wampold et al., 2010). Ein therapeutisches Arbeitsbündnis umfasst folgende Aspekte, die zu unterschiedlichen Zeitpunkten der Therapie bedeutsam werden können (Bordin, 1979):

- die durch Vertrauen geprägte und emotional positiv getönte Bindung zwischen Therapeut und Patient,
- die Übereinstimmung hinsichtlich der zu bewältigenden Aufgaben,
- die Gemeinsamkeit der Therapieziele.

Die Herstellung eines tragfähigen therapeutischen Arbeitsbündnisses kann bei komplex traumatisierten Patientinnen eine große Herausforderung sein, denn die *maladaptiven interpersonellen Verhaltensmuster* sowie *rigiden Stile der Wahrnehmung und der Informationsverarbeitung* können sich erschwerend auf die Entwicklung der therapeutischen Arbeitsbeziehung auswirken. Folgende häufig auftretende Schwierigkeiten möchten wir im Einzelnen erwähnen:

- heftige Entwertungstendenzen,
- Näheängste,
- globale, ungenaue und selektive Wahrnehmungen sowie
- Kleben am Detail.

Als Grund für einen vorzeitigen Therapieabbruch nannten Borderline-Patienten, mit denen wir gearbeitet haben, u. a. immer wieder „zu viel Frustration in der Therapie". Wir sind deshalb zu dem Schluss gelangt, dass Stress durch Therapie, wo immer möglich, auf ein Minimum reduziert werden sollte.

Wir gehen davon aus, dass es der traumabedingte Stress ist, der eine positive Entwicklung in einer Behandlung verhindern kann, wenn er hier vergrößert statt verkleinert wird.

Je schwerer die Persönlichkeitsstörung ist, desto wichtiger sollten uns Bemühungen um die Herstellung eines tragfähigen therapeutischen Arbeitsbündnisses sein. Wir haben den Eindruck, dass die Zahl der Behandlungsabbrüche zurückgegangen ist, seit wir uns mit einer bedingungslos wertschätzenden therapeutischen Haltung konsequent um die Herstellung einer mild positiven Übertragungsbeziehung bemühen und in der Behandlungstechnik ressourcenorientierte und bewältigungsorientierte Aspekte neben der Beschäftigung mit leidvollen Erfahrungen betonen. Bisher liegen einige empirische Daten vor, um unseren Eindruck aus der klinischen Praxis zu bestätigen. Darüber hinaus scheint auch die ausdrückliche Betonung der Selbstbeziehung im Sinne einer Selbstberuhigung eine entscheidende Rolle zu spielen (Schöckel et al., 2015; Abilgaard et al., 2015).

Durchgängiges Gefühl der Sicherheit ist bedeutsam

Umfassendes Vertrauen und ein durchgängiges Gefühl der Sicherheit in der therapeutischen Beziehung entwickeln sich jedoch meist erst nach längerer Zeit. Für Patientinnen, die in einem von Zurückweisung, Übergriffen oder Vernachlässigung geprägten Umfeld aufgewachsen sind, ist das Neuerleben einer guten, annehmenden und schützenden Beziehungserfahrung sehr *fremd*, wenn nicht sogar bedrohlich. Die Patientinnen erwarten nicht, dass es so etwas wie Halt geben könnte, so groß ihre Sehnsucht danach auch ist. Hinzu kommt, dass komplex traumatisierte Patienten zu traumatischen Übertragungen und zu unbewussten missbräuchlichen Inszenierungen neigen. Dadurch ist das therapeutische Arbeitsbündnis – oder in Kohuts (1979) Worten die therapeutisch notwendige Selbstobjektübertragung – oft lange Zeit, wenn nicht während der gesamten Therapie, immer wieder *gefährdet*.

Reparatur der Bindungsbeziehung hat zentrale Bedeutung

Die – nicht jederzeit explizite, jedoch vonseiten der Therapeutin stets implizite – Arbeit an der therapeutischen Beziehung durchzieht die gesamte Therapie. Nicht selten kommt es über längere Zeit zu einem zyklischen Wechsel von Unterbrechungen und Wiederherstellungen der heilsamen Aspekte der therapeutischen Beziehung, der als „therapeutischer Tanz“ dem Wechselspiel von Ruptur und Reparatur der frühen Mutter-Kind-Bindung ähnelt. Indem wir den Aspekt der *Reparatur der Bindungsbeziehung* (Wöller, 2016) zu einer zentralen Grundlage unserer therapeutischen Arbeit machen, unterscheiden wir uns in unserem Beziehungsangebot um vieles von der Situation in der Ursprungsfamilie, die durch Machtausübung, Kontrolle und Alleinlassen geprägt war. Fischer und Riedesser (2009) sprechen von „optimaler Differenz“. So betrachtet können wir unser oft mühevolles Ringen um die therapeutische Beziehung vielleicht eher wertschätzen.

Um wirklich hilfreich sein zu können, müssen wir real verfügbar sein. Das bedeutet: Wir bringen uns als reale Person in die therapeutische Beziehung ein, als eine Person, die fühlt, denkt und handelt, allerdings immer nur insoweit, als es den Zielen der Therapie dient. Durch unsere reale und emotionale Präsenz geben wir unseren Patientinnen etwas, was sie in früheren

Lebensjahren dringend gebraucht hätten, nach dem sie sich sehnen und das ihnen als Modell für den Aufbau einer guten Selbstbeziehung dienen kann.

Missverständnisse des Abstinenzbegriffs

Eine als „Abstinenz" missverstandene Zurückhaltung ist bei traumatisierten Patienten eher schädlich, weil sie allzu leicht als Ablehnung und Zurückweisung aufgefasst werden kann (Reddemann & Fischer, 2010). Zu leicht entsteht eine verzerrte Wahrnehmung der therapeutischen Situation, die wir nicht bemerken können, wenn die Patientinnen es übertragungsbedingt nicht wagen, ihr Erleben mitzuteilen. Ein zurückhaltendes Therapeutenverhalten kann negative Übertragungen fördern, die leicht zu schwer auflösbaren Quellen des Widerstandes werden. Allerdings kann eine zurückhaltende Haltung im Einzelfall auch hilfreich sein, wenn sie einer Patientin, die durch missbräuchliche Näheangebote geschädigt ist, als wohltuende Distanz, als ein Gewähren- und Wachsenlassen, erscheint.

Was aber heißt emotionale Präsenz im positiven Sinne? Wir verstehen darunter die *Bereitschaft zuzuhören* und achtsam präsent zu sein. Für traumatisierte Patienten, die durch das Fehlen eines empathischen Zuhörers, durch Nichtbeachtung und Zurückweisung traumatisiert wurden, ist es von allergrößter Bedeutung, dass wir grundsätzlich bereit sind, zuzuhören und nicht wegzuhören. So erwähnen viele dieser Patientinnen, dass wichtige Bezugspersonen ihnen sagten: „Hör auf! Ich kann es nicht hören. Ich werde krank, wenn ich das höre." Überhaupt konnten die Bezugspersonen es nicht ertragen, wenn diese Patientinnen „schwierig" waren, obwohl es ja naheliegend ist, dass viele wegen der Schädigungen durch ihr Umfeld „schwierig" wurden.

Realpräsenz

Realpräsenz hat sehr viel mit *Aufmerksamkeit, Wachsamkeit und Achtsamkeit* zu tun, denn Abschweifen des Therapeuten wird von komplex traumatisierten Patienten, deren Objektkonstanz brüchig ist, in der Regel unmittelbar mit Irritation oder Verunsicherung registriert und wie ein Alleinlassen erlebt: Daher ist es wichtig, während der Sitzung voll und ganz präsent zu sein. Dazu brauchen wir eine Haltung der Achtsamkeit, die mit Offenheit, Freundlichkeit und Mitgefühl zu tun hat und es vermeidet, zu verurteilen.

Beachtung der Worte, nicht nur ihrer Bedeutungen

Wir achten auf die Worte, die die Patientinnen verwenden, nicht nur auf deren Bedeutung. Denn jedes einzelne Wort kann auf bestimmte Beziehungserfahrungen verweisen. Oft gibt es Schlüsselwörter, deren Sinn sowohl von den Patienten wie auch von den Therapeuten erst später verstanden wird. Er kann aber auch rasch erschlossen werden, wenn der Therapeut diese Worte aufgreift. Die erhöhte Anforderung an Aufmerksamkeit und Wachsamkeit kann dazu führen, dass die Therapie dieser Patientinnen als anstrengend und beanspruchend erlebt wird. Eine längere eigene Achtsamkeitspraxis kann für Therapeutinnen hierbei hilfreich und entlastend wirken (Fulton, 2009).

Weiterhin sollten wir darauf achten, dass wir unseren Patienten nicht in einer falsch verstandenen Helfer-Haltung eigene Entwicklungsmöglichkeiten nehmen oder sie gar von uns abhängig machen. Etwas anderes ist es, wenn wir in einer Notsituation eine konkrete Hilfe anbieten. Davon kann die therapeutische Beziehung sehr profitieren. Hier sind Therapeutinnen gefordert, das rechte Maß zwischen Ermutigung zur Selbstversorgung im Sinne der weiter unten zu beschreibenden Arbeit mit „verletzten Anteilen" und engagierter Zuwendung immer wieder aufs Neue zu entdecken.

Wichtige Aspekte für den Beziehungsaufbau

- emotional positiv getönte Bindung zur Patientin herstellen
- Übereinstimmung hinsichtlich der zu bewältigenden Aufgaben anstreben
- auf die Gemeinsamkeit der Therapieziele achten
- keine Verstärkung von traumabedingtem Stress durch die Therapie
- reale Verfügbarkeit und Präsenz
- Bereitschaft zu Aufmerksamkeit, Wachsamkeit und Achtsamkeit

4.2.2 Parteiliche Abstinenz

Haltung parteilicher Abstinenz

Die therapeutische Beziehung zu traumatisierten Patienten sollte durch eine solidarische Haltung „parteilicher Abstinenz" geprägt sein. Sie geht mit einer dezidierten Positionierung zugunsten der Opfer einher und duldet keine Vermischung oder Verunklarung von Täter- und Opferstatus.

Eine solche therapeutische Haltung erweist sich in vieler Hinsicht als vorteilhaft. Vor allem wirkt sie der irrationalen Tendenz zu Selbstbeschuldigung von Opfern traumatischer Gewalt entgegen. Sie gibt ihnen die Gelegenheit, zumindest einen Teil ihrer Symptomatik als eine sinnvolle Anpassungsreaktion auf eine externe Schädigung aufzufassen, ohne sie einer eigenen psychischen Gestörtheit oder Defiziten ihrer Persönlichkeit anlasten zu müssen.

Eine Haltung parteilicher Abstinenz einzunehmen bedeutet nicht, die professionelle Distanz aufzugeben und sich beispielsweise von einer Patientin in reale Aktivitäten zur Bekämpfung eines Täters hineinziehen zu lassen. Sie grenzt sich jedoch von einem Verständnis von Abstinenz ab, das bewusst auf eine Positionierung für die Opfer verzichtet, ebenso von einer Haltung, die den Patienten schon früh in der Therapie die Verantwortung für die traumatische Erfahrung aufbürden zu sollen meint. Auch wenn es nicht so gemeint sein mag, würde eine so verstandene Abstinenz von traumatisierten Patienten im Sinne einer Opferbeschuldigung verstanden, wie sie sie hinlänglich aus Täterbeziehungen kennt. Dadurch würden ihre ohnehin schon vorhandenen Schuld- und Schamgefühle verstärkt.

Für eine Haltung der parteilichen Abstinenz ist es unerheblich, ob eine durch traumatische Gewalt geschädigte Person möglicherweise durch unvorsichtiges Verhalten oder durch subtile Provokationen selbst zu ihrer Misshandlung beigetragen hat. Denn es geht in der Psychotherapie nicht um die Feststellung von Schuld im juristischen Sinne, sondern um eine möglichst hilfreiche Erfassung ihrer inneren Welt. Es ist durchaus möglich, dass eine in der Kindheit traumatisierte Patientin unbewusst in einer Psychodynamik der Reviktimisierung gefangen war, in deren Auswirkung sie zum Opfer einer Gewalthandlung wurde. Auch wenn eine Patientin solcher Psychodynamik erlegen sein und unbewusst zu ihrer Viktimisierung beitragen haben sollte, bleibt sie dennoch Opfer einer Gewalttat. Auch wird man ihr nicht die zur Reviktimisierung führende Psychodynamik anlasten können, die selbst eine Traumafolge ist.

Ohne Frage kann es, besonders unter Gesichtspunkten der Prophylaxe, sinnvoll sein, zum passenden Zeitpunkt in der Therapie, in der Regel in späteren Phasen der Behandlung, auch *unbewusste Aspekte der Reviktimisierungsneigung* durchzuarbeiten. Aspekte eigener Schuld sollten jedoch immer späteren Phasen der Therapie vorbehalten bleiben. Wegen der damit verbundenen, meist unerträglichen Schamgefühle halten wir es für unverzichtbar, zunächst das Selbstwertgefühl umfassend zu stärken.

Solidarität mit Opfern traumatischer Gewalt

Eine Haltung der Solidarität mit Opfern traumatischer Gewalt beinhaltet auch, dass wir ihnen auf der emotionalen Ebene uneingeschränkt *Glauben schenken* – auch wenn es weder zu unseren Kompetenzen noch zu unseren Aufgaben gehört, Fragen von Schuld oder Täterschaft objektiv zu beurteilen. Das erwarten die Patienten von uns in aller Regel auch nicht; was sie hingegen zu Recht von uns erwarten, ist als Opfer emotional angenommen und moralisch unterstützt zu werden.

Gelegentlich ist zu hören, dass eine Anerkennung einer Patientin als Opfer traumatischer Gewalt ihre Problematik unnötig auf den Traumaaspekt einenge und andere psychodynamisch wichtige Einflüsse vernachlässige. Dadurch fixiere man sie auf ihren Opferstatus, wecke passive Heilerwartungen und fördere einen unreflektierten Anspruch auf Wiedergutmachung. Dies entspricht nicht unserer Erfahrung. Die Anerkennung eines Opferstatus ist nicht gleichbedeutend mit der Fixierung eines Opferstatus.

Durch das hier vorgestellte Konzept zur Behandlung komplex traumatisierter Patienten wird eine passive Erwartungshaltung gerade *nicht* gefördert. Indem die Patienten maximal in die therapeutischen Entscheidungen einbezogen und vor Wahlmöglichkeiten gestellt werden, sind sie aufgerufen, Mitverantwortung für den Heilungsprozess zu übernehmen. Wir erläutern die Frage der Verantwortlichkeit unseren Patienten mit den Worten: Sie tragen nicht die Verantwortung für die Tatsache ihrer Traumatisierung, müssen aber, um therapeutische Fortschritte zu erzielen, Mitverantwortung für den Therapieprozess übernehmen.

Passive Heilungserwartungen

Zwar treffen wir immer wieder auch auf traumatisierte Patientinnen, die passive Heilungserwartungen an die Therapie richten. Doch liegt das nach unserer Einschätzung nicht daran, dass ihr Opferstatus als solcher anerkannt wurde, sondern an einer fehlenden Selbstwirksamkeitserwartung und umfassenden traumatisch bedingten Gefühlen von Ohnmacht und Hilflosigkeit, die einer therapeutischen Bearbeitung bedürfen. Gerade der vorgestellte ressourcenaktivierende Ansatz erscheint besonders geeignet, wieder ein Gefühl von Selbstwirksamkeit zu entwickeln.

Zweifel am Wahrheitsgehalt der Schilderungen

Gelegentlich können sich Schwierigkeiten in der therapeutischen Beziehung ergeben, wenn wir ernsthafte Zweifel am Wahrheitsgehalt der Schilderungen einer Patientin haben und die Patientin gleichwohl von uns erwartet, dass wir ihr glauben. In diesem Fall erläutern wir, dass wir keine Möglichkeit der objektiven Überprüfung ihrer Erinnerungen haben und gleichwohl ihren Leidensdruck wahrnehmen. Wir verweisen auf die Forschung zur Zuverlässigkeit von Erinnerungen, die uns lehrt, dass Erinnerungen an eine Traumatisierung unzuverlässig sein können, aber nicht sein müssen. Dabei machen wir uns klar, dass auch dann, wenn eine Traumatisierung nicht in der geschilderten Form stattgefunden hat, dies nicht bedeutet, dass keine Traumatisierung stattgefunden hat. Denn gerade bei schweren frühen Traumatisierungen kann es vorkommen, dass Erinnerungslücken durch Pseudoerinnerungen gefüllt werden, die ebenfalls Leidensdruck verursachen und einen traumatherapeutischen Zugang rechtfertigen. Die Vielzahl der geschilderten Möglichkeiten sollte uns in der Beurteilung des Wahrheitsgehaltes der Angaben der Patienten äußerst vorsichtig sein lassen.

4.2.3 Der Umgang mit Übertragungsphänomenen

Übertragungen können milde positiv sein, was wir für wünschenswert erachten, aber auch idealisierend sein, was der Klärung bedarf, und es ist auch mit der Möglichkeit zu rechnen, dass Patientinnen auf die Therapeutin Aspekte des Gewalttäters übertragen:

Gefahr unauflösbarer Abhängigkeitsbeziehung

- Wegen der ausgeprägten Verlassenheitsängste traumatisierter Patientinnen kann sich eine intensive *Abhängigkeitsbeziehung* entwickeln, die nach unserer Erfahrung nach längerer Dauer kaum mehr auflösbar ist. Schon aus diesem Grund sind ressourcenstärkende und auf die Selbstheilungskräfte der Patientinnen setzende Interventionen günstiger als die Förderung *allzu enger* therapeutischer Bindungen. In einer engen therapeutischen Beziehung kann die Unfähigkeit, sich abzugrenzen und zu wehren, besonders stark aktualisiert werden. Im Extremfall kann sich eine Übertragungssituation entwickeln, bei der die Patientin die Interventionen der Therapeutin als Angriffe oder Übergriffe erlebt, ohne sich dagegen wehren zu können.

- Überhaupt sollte die Therapeutin damit rechnen, dass nicht nur Übertragungsdeutungen, sondern grundsätzlich alle Interventionen wie ein Angriff oder eine Kritik erlebt werden können. Sicherlich trägt es zum Abbau *negativer Übertragungen* bei, wenn wir längeres Schweigen vermeiden, weil es Gefühle von Verlassensein auslösen kann. Es reicht jedoch unter Umständen nicht aus, um der Entstehung übertragungsbedingter Wahrnehmungsverzerrungen entgegenzuwirken. Wir empfehlen daher, immer wieder taktvoll nachzufragen, wie die Patientin unsere Intervention verstanden hat: Wie es sich für sie anfühlt und wie es ihr mit dem geht, was wir gesagt haben. Auf diese Weise lässt sich frühzeitig eine Beziehungsklärung herbeiführen, falls die Patienten eine Intervention als zurückweisend, vorwurfsvoll oder als vernachlässigend erlebt hat. Auch empfiehlt sich, immer wieder zu fragen, ob sich die Patientin und ihre inneren Anteile von der Therapeutin akzeptiert und wertgeschätzt fühlen.

Deutungen können als Angriff interpretiert werden

Beim Auftreten von *Übertragungsmanifestationen,* bei denen *Täteraspekte* übertragen werden, empfehlen wir folgendes Vorgehen:

Bedeutung der Übertragung von Täteraspekten

- Wir greifen alle Äußerungen der Patientin sofort auf, die darauf hindeuten, dass sie bei uns ausbeuterische oder andere schädigende Tendenzen wahrnimmt, und erläutern ihr unser therapeutisches Vorgehen. Meist lassen sich dabei Missverständnisse klären.
- Wir vermitteln unseren Patienten, dass besonders zu Beginn einer therapeutischen Beziehung ein gewisses Misstrauen vernünftig sein kann, zumal sie uns nicht kennen und nicht wissen können, ob sie uns Vertrauen schenken sollen oder nicht. Patientinnen, die nur zögernd ein Arbeitsbündnis eingehen, schützen sich unbewusst selbst vor der Gefahr einer Retraumatisierung, indem sie die Person der Therapeutin als potenziell traumatisierend wahrnahmen. Sehr hilfreich kann es auch sein zu klären: „Wer in Ihnen empfindet mir gegenüber so? Sind Sie das, der erwachsene Mensch, oder ist es ein verletzter jüngerer Teil in Ihnen?“ Das Ego-State-Konzept ist in solchen Situationen besonders nützlich, da es ermöglicht, die Arbeitsbeziehung aufrechtzuerhalten und doch auch den Gefühlen der Patientin und vor allem ihren Bedürfnissen Rechnung zu tragen.
- Affekte des Ärgers, der Wut, der Enttäuschung, Schuldgefühle, Rechtfertigungs- oder Rettungsimpulse und viele weitere Faktoren können den Blick auf die therapeutischen Notwendigkeiten erschweren. Auch in solchen Fällen hilft es oft weiter, sich und ggf. die Patientin zu fragen, ob es in ihr Teile gibt, die empfinden wie wir selbst, um diesen Anteil zu verstehen.
- Besorgnisse der Patientin nehmen wir stets ernst, gerade auch dann, wenn wir sie als übertragungsbedingt einstufen. Wir versuchen zu klären, ob es Auslösebedingungen im Hier und Jetzt gibt, die zu Besorgnis Anlass geben.

Besorgnisse der Patientinnen ernst nehmen

- Zur Klärung grober Wahrnehmungsverzerrungen gehört es auch, wenn wir übertragungsbedingte Unterstellungen von Schädigungsabsichten freundlich, aber entschieden zurückweisen.

Grobe Wahrnehmungsverzerrungen klären

Zusammenfassung: Therapeutischer Umgang mit Patienten mit Komplexer Posttraumatischer Belastungsstörung

- Aufbau und Aufrechterhaltung einer haltenden Beziehung
- parteiliche Abstinenz
- auf die Entwicklung von Abhängigkeitsbeziehungen achten
- mit Misstrauen der Patienten verständnisvoll umgehen
- damit rechnen, dass grundsätzlich alle Interventionen unter dem Einfluss negativer Übertragungen als Angriff oder Kritik erlebt werden können
- Aspekte von Täterübertragungen sofort aufgreifen und die Realität der therapeutischen Beziehung klären
- übertragungsbedingte Unterstellungen von Schädigungsabsichten freundlich, aber entschieden zurückweisen

4.3 Psychoedukation

Nutzen psychoedukativer Elemente ist empirisch gut belegt

Psychoedukation ist ein wichtiger Bestandteil der Behandlung komplex traumatisierter Patienten. Aufklärung und Edukation ist nicht nur Ausdruck einer wertschätzenden therapeutischen Haltung. Der Nutzen psychoedukativer Interventionen ist darüber hinaus empirisch gut belegt (Allen, 2001). Traumatisierte Patientinnen leiden meist unter unerträglichen Gefühlen der Orientierungslosigkeit und des Kontrollverlustes, sie fühlen sich unterschiedlichsten Situationen schutzlos ausgeliefert ohne die Möglichkeit einer Einflussnahme. Durch die Vermittlung von Wissen und eine transparente Beziehungsgestaltung können wir das Gefühl von Kontrolle und Orientierung stärken und insofern resilienzfördernd wirken. Wissen zur Stärkung der Bewältigungskompetenz wirkt der Tendenz zur passiven Hilfesuche entgegen. Wir folgen damit dem Grundsatz, dass die therapeutische Situation sich maximal von der traumatischen Situation unterscheiden soll.

Aus psychodynamischer Sicht helfen Informationen den Patienten, sich selbst und ihre Probleme und Schwierigkeiten besser zu verstehen. Verschiedene Verhaltensweisen, die Bewältigungscharakter haben – z. B. Schnittverletzungen oder selbstinduziertes Erbrechen – rufen unter Mitmenschen, aber auch bei den meisten Patienten selbst, die sich oft selbst nicht verstehen können, heftige Reaktionen von Ablehnung oder Entwertung hervor. Nach unserer Auffassung kann gerade hier das Konzept der „vielen Ichs" hilfreich sein. Pseudohalluzinationen, aber auch depressives Verhalten können als Anpassungsreaktionen an extrem belastende Bedingungen verstanden und so entpathologisiert werden. Dies ist für viele, wenn auch nicht alle Patientinnen von großem Gewinn. So begreifen wir Psychoedukation als einen ersten, eher kognitiven Zugang, der den emotionalen Zugang erleichtern und vorbereiten kann.

Schließlich kann Edukation Patienten helfen, zusätzliche hilfreiche Angebote zu suchen, z. B. ein Sportangebot oder ein Training der Selbstverteidigung. Es ist auch nicht zu unterschätzen, dass eine gut aufgeklärte und informierte Patientin sehr viel eher Verantwortung für sich selbst übernehmen kann, und dass damit das Arbeitsbündnis gestärkt wird. Auch in der therapeutischen Beziehung wird sich eine Patientin, die sich gut informiert fühlt, sicherer fühlen und weniger befürchten, in Abhängigkeit von ihrer Therapeutin zu geraten. Auf diese Weise lassen sich kontraproduktive Übertragungsmuster reduzieren.

Edukative Maßnahme auch bei Beziehungsproblemen hilfreich

Edukative Maßnahmen können auch bei Problemen der Beziehungsregulation wertvoll sein. Indem die Patienten verstehen, wie sie immer wieder in schädigende Beziehungsmuster verwickelt werden, können sie mehr Einfluss auf ihre Beziehungsgestaltung gewinnen, was zur Stärkung ihres Selbstwertgefühls beiträgt. Eine Patientin, die sich als „Expertin für die eigene Person“ versteht, wird sich autonomer und selbstwirksamer fühlen.

Patientin als Expertin ihrer eigenen Person ernst nehmen

Wir gehen davon aus, dass Psychoedukation wesentlich zur Ich-Stärkung beiträgt und damit auch Wirkung hat in Richtung der Entwicklung eines Normal-Ichs. Aufklärung kann helfen, verzerrte Annahmen zu Verantwortlichkeit und Schuld zu korrigieren. Vor allem aber kann Aufklärung dazu beitragen, dass sich ein Gefühl für Sinnkohärenz (wieder) einstellen kann. Nicht zuletzt ist darauf hinzuweisen, dass Therapeutinnen nach dem Patientenrechtegesetz (2013) dazu verpflichtet sind, genauestens zu informieren. Informationen sollten daher ein unverzichtbarer Bestandteil jedes Behandlungskonzepts sein.

Informationen sind während der gesamten Therapie sinnvoll

Es genügt meist nicht, nur zu Beginn der Therapie Informationen im Rahmen der Psychoedukation zu vermitteln. Auch im weiteren Verlauf der Therapie geben wir sie, wann immer wir den Eindruck haben, dass der Fortgang der Therapie davon profitieren kann.

Schriftliche Informationsmaterialen zur Entstehung psychischer Traumatisierungen, zu typischen posttraumatischen Reaktionen und Symptombildern, zu interpersonellen Beziehungsmustern und zur geplanten Therapie können ein guter Ausgangspunkt für die Diskussion von Problemen und die Beantwortung von Fragen sein (z. B. Reddemann & Dehner-Rau, 2007).

Die Präsentation der Erläuterungen muss auf die einzelne Patientin und ihren aktuellen Wissensstand abgestimmt sein. Sie soll der Klärung und Beruhigung dienen, auf keinen Fall darf sie verunsichern oder Verwirrung stiften. Wir vergewissern uns daher immer wieder, wie die Patienten die von uns vermittelten Informationen aufnehmen, und fragen sie, wie sie sich mit diesem Wissen fühlen. Auch fordern wir sie zu Rückfragen auf. Nicht selten lassen sich so Missverständnisse aufklären. Wir können nicht genug betonen, wie wichtig uns Transparenz und Klarheit und wie willkommen die Rückfragen der Patienten sind. Dies ist für traumatisierte Patientinnen, die mit intransparenten Verhaltensweisen ihrer Schädiger umgehen mussten, häufig sehr ungewohnt.

Jedes Wort, selbst wenn es gut gemeint ist, kann als Trigger erlebt werden

Im Kontakt mit traumatisierten Patienten rechnen wir immer mit der Möglichkeit, dass einzelne Wörter oder Ausdrücke ein Trigger für traumatische Erinnerungen sein können, ohne dass dies den Betroffenen bewusst sein muss. Dies ist unvermeidbar und nicht vorhersehbar und gilt naturgemäß auch für unsere Erläuterungen im Rahmen der Psychoedukation. Wenn dies deutlich wird – oft auch nur durch die nonverbale Reaktion der Patientinnen auf das Trigger-Wort –, lohnt es sich, nach alternativen Begriffen zu suchen, um den Trigger-Effekt zu vermeiden.

Informationen zur Neurobiologie psychischer Traumatisierungen

Informationen zur Neurobiologie psychischer Traumatisierungen und der mit ihnen verbundenen Sensibilisierungsprozesse können entlastend wirken, wenn traumatisierte Patienten unter Schuld- und Schamgefühlen wegen ihrer Regulationsdefizite leiden. Ihre Neigung zu heftigen emotionalen Reaktionen mit überschießenden Stressreaktionen bei geringfügigen Anlässen wird auf diese Weise verständlich. Nicht wenige Patientinnen haben sich durch Medien bereits selbst Informationen beschafft und erwarten von ihren Therapeutinnen Antworten auf ihre Fragen. So hilfreich die Kenntnisse grundlegender neurobiologischer Zusammenhänge für Patientinnen und Therapeutinnen sein können, sollten wir uns doch vor allzu reduktionistischen Erklärungsmodellen hüten, die die Komplexität der Traumafolgereaktionen und ihre Auswirkungen auf die Beziehungsgestaltung der Patienten unzulässig vereinfachen. Vor allem dürfen neurobiologische Erklärungen kein Anlass zu therapeutischem Nihilismus oder zur Fixierung eines Opferstatus sein.

Die *raschen Wechsel der Stimmungslage*, die traumatisierte Patientinnen erleben, und die Häufigkeit negativer Emotionen, die ihr Leben bestimmen, können wir damit erklären, dass sie im Alltagsleben immer wieder in Situationen geraten, die assoziativ mit traumatischen Erinnerungen der Vergangenheit verknüpft sind. Es kommt im Alltag gleichsam zu einer fortgesetzten Vermischung von Vergangenheit und Gegenwart. Wir können auch sagen, dass Alltagssituationen durch die mit ihnen assoziierten traumatischen Affekte so aufgeladen werden, dass der Gesamtaffekt traumatisch wird. Um sich in diese affektive Verarbeitung einfühlen zu können, mag es helfen, wenn wir uns klar machen, dass wir diese Triggerung auch im eigenen Alltag kennen, z. B. bei Jahrestagen, wenn wir uns an bestimmte Erfahrungen erinnern. Hier kann es vorkommen, dass wir uns belasteter fühlen als uns lieb ist und als es die aktuelle Situation erklärt.

Auch die *Symptome der Posttraumatischen Belastungsstörung* (im Sinne der ICD-10) lassen sich lohnend erläutern. Bei Intrusionen (Flashbacks) ist der Hinweis wichtig, dass die Deutlichkeit der in einem Bild enthaltenen Einzelheiten keine sicheren Rückschlüsse auf den tatsächlichen Ablauf des traumatischen Geschehens erlaubt. Vermeidungs- und Betäubungssymptome lassen sich als sinnvolle Schutzmaßnahme vor emotionaler Überflutung durch traumatische Erinnerungen verstehen. Die anhaltende Übererregung, Hypervigilanz und hyperreaktive Reaktionsbereitschaft traumatisierter Patientinnen erklären wir vor dem Hintergrund der Notwendigkeit, unter traumatischen Umständen wachsam und jederzeit reaktionsbereit zu sein, um auf mögliche Bedrohungen und Traumatisierungen eingestellt zu sein.

Dissoziative Symptome als Schutzmaßnahmen verstehen

Dissoziative Symptome, vor allem dissoziative Amnesien und Depersonalisationssymptome, können als Schutzmaßnahme vor emotionaler Überflutung durch traumatische Erinnerungen erläutert werden. Bei den im Rahmen schwerer dissoziativer Störungen, insbesondere struktureller Dissoziationen (van der Hart et al., 2008), vorkommenden *Pseudohalluzinationen* ist es notwendig, darauf hinzuweisen, dass es sich hierbei nicht um psychotische Symptome, z. B. im Rahmen einer paranoid-halluzinatorischen Schizophrenie, handelt.

Erläuterungen zur Frage von *Schuld und Verantwortung* können sinnvoll sein, wenn Opfer traumatischer Gewalt dazu neigen, sich selbst die Schuld an ihrer Traumatisierung zu geben. Auch wenn Psychoedukation nicht die therapeutische Arbeit an der inneren Normenbildung infolge der Introjektion traumatischer Beziehungserfahrungen ersetzen kann, kann der Hinweis wichtig sein, dass Kinder, die ihren Tätern hilflos ausgeliefert und von ihnen abhängig waren und die auch nicht in der Lage waren, die Zustimmung zu sexuellen Aktivitäten zu geben, keine Schuld an dem Missbrauchsgeschehen tragen können. Und wir fragen nach, ob es dabei möglicherweise zunächst um Wünsche nach Zärtlichkeit und Geborgenheit ging und dies von Tätern ausgenutzt wurde (Ferenczi, 1933/1982).

Dysfunktionale traumabedingte Verhaltensmuster erklären

Viele dysfunktionale traumabedingte Verhaltensmuster werden den Patienten verständlich, wenn wir ihnen ihren adaptiven Sinn erklären. Dies gilt für die Schwierigkeit vieler traumatisierter Patienten, Bedürfnisse zu artikulieren oder Hilfe anzunehmen, sowie für ihre Tendenz zur Reviktimisierung, die als Folge eines veränderten Bindungsverhaltens unter traumatischen Lebensumständen verstehbar wird.

Alle hier angesprochenen Themen lassen sich auch unter der Ego-State-Perspektive betrachten. Wir gehen davon aus, dass unerwünschtes Verhalten mit verletzten jüngeren Anteilen in Zusammenhang steht. Vieles lässt sich besser verstehen, wenn man sich das Lebensalter des traumatisierten Teils klarmacht. Viele Verhaltensweisen lassen sich dann als kindlich und insoweit als sinnvoll einordnen. Daraus ergibt sich die Notwendigkeit, die verletzten Anteile in ihrem Leid zu würdigen, sie zu trösten. Auch dem Alter des verletzten Teils angemessene kognitive Angebote, also Erklärungen und Aufklärung, können sich als sehr hilfreich erweisen. Wir gehen so vor, dass wir zunächst mit dem erwachsenen Ich die anstehenden Fragen besprechen und klären und die erwachsene Person dann bitten, dies an den verletzten Teil weiterzugeben oder ihn zu bitten, uns zuzuhören. Wir haben häufig erlebt, dass durch die direkte Ansprache verletzter Teile eine starke Veränderung möglich ist – was zuvor nicht möglich war, als die Patientin sagte, sie sehe etwas „mit dem Kopf ein, aber nicht mit dem Bauch“.

Rechtliche Fragen

Schließlich brauchen viele traumatisierte Patienten Beratung in rechtlichen Fragen. Dazu vermitteln wir ihnen Adressen von Opferhilfe-Organisationen wie z. B. „Der Weiße Ring e. V.“. Ebenso weisen wir auf das Gesetz zur Entschädigung für Opfer von Gewalttaten (Opferentschädigungsgesetz, 1976, zuletzt geändert 2011) hin.

Alle diese psychoedukativen Maßnahmen können am Anfang der Behandlung eingesetzt werden, was in stationären Settings häufig gemacht wird und auch sinnvoll erscheint. Im ambulanten Setting bevorzugen wir ein prozessorientiertes Aufgreifen der sich aus dem jeweiligen Moment ergebenden Themen. Es kann auch sinnvoll sein, die Patientin zunächst zu fragen, ob sie Informationen zu dem anliegenden Problem wünscht, und ihr diese nicht aufzudrängen.

Wichtige Punkte für die Psychoedukation
• Erläuterungen zur Frage von Schuld und Verantwortung geben • Traumafolgesymptome als Anpassungsreaktionen erläutern • Informationen zur Neurobiologie psychischer Traumatisierungen geben • Ego-State-Perspektive zur Erläuterung von Traumaphänomenen nutzen • auf Möglichkeiten rechtlicher Beratung hinweisen

4.4 Traumaspezifische Stabilisierung (Phase 1)

4.4.1 Imaginationen zur Emotionsregulierung

Emotionsregulierung durch Imagination hat sich bewährt

Emotionsregulierung kann mithilfe von Imaginationen erreicht werden, die sich zur Ressourcenaktivierung eignen. Die aktivierten Ressourcen wirken wie ein Gegengewicht zu den belastenden Zuständen. Die heilenden Kräfte der Imagination wurden seit Jahrtausenden zu therapeutischen Zwecken eingesetzt. Sie nutzen die Fähigkeit des Menschen, durch den Rückzug in Fantasiewelten Ruhe, Kraft und Heilung zu finden.

Bei der Arbeit mit Imaginationen geht es darum,

- gute innere Objekte zu schaffen bzw. zu entdecken, indem wir gemeinsam mit den Patienten erforschen, ob es in der Vergangenheit bereits

wohltuende Erfahrungen gegeben hat, und laden sie dazu ein, kleine angenehme Momente bewusster wahrzunehmen und bewusster zu genießen,
- Selbstberuhigung und Selbsttröstung herbeizuführen mittels guter Erinnerungen und guter inneren Erfahrungen, insbesondere für verletzte Anteile der Persönlichkeit,
- gute Körperzustände herzustellen, z. B. mittels Yoga (Emerson, 2014; Weiser & Dunemann, 2010), aber auch über Vorstellungen, z. B. eines guten, Geborgenheit spendenden Ortes (Reddemann, 2016).

Mit ungünstigen Wirkungen von Imaginationen ebenfalls rechnen

Gelegentlich können Imaginationen auch ungünstige Wirkungen haben, und in einigen Fällen sind imaginative Übungen kontraindiziert. Ungünstige Wirkungen kommen vor, wenn die gewählte Vorstellung z. B. eines sicheren Ortes eine assoziative Nähe zu Traumaerinnerungen aufweist. Dann können die entsprechenden traumatischen Erinnerungen getriggert werden. Aus diesem Grunde genügt es nicht, Patienten auf bestimmte imaginative Techniken hinzuweisen, die sie sich aneignen sollen. Vielmehr raten wir dazu, die Imaginationen immer im therapeutischen Dialog mit den Patientinnen zu erarbeiten. Falls eine Imagination durch assoziative Nähe zu traumatischen Erinnerungen dazu führt, dass diese getriggert werden, empfiehlt es sich, eine andere Vorstellung zu wählen. Manchmal ist eine geduldige Suche notwendig, bis eine gute und beständige Ressourcenvorstellung gefunden ist.

Kontraindikation von imaginativer Arbeit

Eine *Kontraindikation* für imaginative Techniken sehen wir gegeben, wenn die Realitätsprüfung gestört ist, namentlich bei *psychotischen Störungen*, teilweise auch bei schweren dissoziativen Störungen ohne ausreichende Erdung im Hier und Jetzt.

Imaginationen sind Angebote, zu denen wir die Patienten einladen. Wir bitten sie, sich aus der Vielzahl der inzwischen seit Jahren gängigen Übungen, die vielen Patientinnen auch bekannt sind, diejenigen auszusuchen, auf die sie spontan mit einem positiven Gefühl reagieren. Es reicht völlig aus, wenn die Patienten einige wenige Imaginationen einüben. Eine Vielzahl imaginativer Übungen findet sich in dem Buch „Imagination als heilsame Kraft" von Reddemann (2016). Es wird von Patienten gerne gelesen. Darüber hinaus achten wir in den Therapiesitzungen darauf, ob Patienten – meist beiläufig – Angenehmes zum Ausdruck bringen, und bitten sie, sich darauf zu konzentrieren. Darüber hinaus lenken wir ihre Aufmerksamkeit auf die Wahrnehmung des Körpers, vor allem, wenn Zustände der Entspannung eintreten.

Manchen Patientinnen fallen Imaginationen ausgesprochen schwer. Dies akzeptieren wir und verweisen sie auf andere Möglichkeiten der Ressourcenaktivierung. Vor allem achten wir sehr darauf, dass sie diese Schwierigkeit nicht als eigenes Versagen auffassen. Andere Patientinnen haben zwar Zugang zu Imaginationen, doch gelingt es ihnen trotz intensiver Bemühung nicht, positive Bilder zu imaginieren. Oder anfänglich positive Bilder wandeln sich nach kurzer Zeit in negative und bedrohliche Bilder. Ihnen können die folgenden Hinweise dienen:

Hinweise bei Schwierigkeiten, positive Bilder zu imaginieren

- Wir bitten die Patienten, statt eines positiven zunächst ein *neutrales Bild* zu imaginieren, was meist einfacher ist. Auch ein neutrales Bild kann, weil es zumindest nicht bedrohlich ist, als Ressource dienen, um die Emotionsregulierung zu verbessern und selbstschädigende Verhaltensweisen wie Selbstverletzungen zu vermeiden. Nachdem das neutrale Bild hinreichend gut imaginiert werden kann, können die Patienten vorsichtig beginnen, positive Details hinzuzufügen.
- Wenn das positive Bild immer wieder ins Negative „wegkippt", fragen wir die Patientinnen: „Welcher Teil in Ihnen verhindert die guten Bilder?" (vgl. Kap. 4.7.4; die Ausführungen zum Umgang mit malignen Introjekten oder „verletzenden Anteilen").
- Wenn wir die Patienten einladen, positive Momente des Lebens aufzufinden, erläutern wir, dass es ausreicht, wenn diese Momente *nur wenige Minuten oder sogar Sekunden angedauert* haben. Wir erwähnen, dass der Tag 24-mal 60 Minuten hat, die Woche 7-mal 24-mal 60 Minuten und fragen die Patienten: „Wie viele Minuten, schätzen Sie, gibt es, an denen Sie sich ein bisschen wohler fühlen?"
- Wenn Patienten darauf beharren, an nichts Gutes denken zu können, kann manchmal eine hypothetische Formulierung die Blockade lösen: „Angenommen, Sie könnten an etwas Positives denken, an was würden Sie dann denken?"
- Manche Patienten, denen ressourcenaktiverende Techniken angeboten werden, befürchten, ihr Leiden werde nicht genügend gesehen. Wir erwähnen deshalb ausdrücklich, dass die Hinwendung zu positiven Emotionen im Rahmen der Ressourcenaktivierung nicht bedeutet, dass ihr Leiden bagatellisiert werden soll. Gerade hier bewährt sich das Ego-State-Konzept. Denn wir können fragen: „Wer in Ihnen ist ganz rat- und kraftlos? Gibt es auch Teile, die ein wenig Kraft für die vorgeschlagene Imagination haben? Die, die zu müde sind, müssen sich nicht beteiligen …"
- Wenn Patienten beim Gedanken an Erfolge und kraftvolle Momente früherer Zeiten deren Verlust und die damit verbundenen negativen Emotionen besonders schmerzlich spüren, kann es sinnvoll sein, stattdessen als Ressourcen Momente zu wählen, die weniger positiv, aber nicht mit Verlusterleben assoziiert sind.
- Wenn eine Patientin die Beschäftigung mit positiven Bildern als zusätzliche Leistungsanforderung empfinden, die ihren inneren Druck erhöht, versuchen wir zu klären, welcher Teil in ihr diese Forderung stellt, und bemühen uns darum, die Patientin für eine Zusammenarbeit mit diesem Teil zu gewinnen (sog. Arbeit an Introjekten oder „Störenfrieden").

Vorgehen beim Einsatz von Imaginationen
• Patienten anleiten, aus der Vielzahl möglicher imaginativer Übungen die für sie passenden auszuwählen • auftretende Schwierigkeiten und Probleme im Umgang mit Imaginationen durcharbeiten • ggf. ungünstige Wirkungen und Kontraindikationen beachten

4.4.2 Schutz vor weiterer Traumatisierung

Reviktimisierung und anhaltender Täterkontakt

Besonders wichtig erscheint es uns, darauf hinzuwirken, dass Patientinnen anhaltende Traumatisierungen beenden. Dies kann wegen der *Tendenz zur Reviktimisierung* vieler Traumatisierter, d. h. ihrer Neigung, traumatisierende Beziehungsmuster zu wiederholen und erneut gewaltsame Beziehungen einzugehen, äußerst schwierig sein (Wöller, 1998, 2005).

Es ist uns ein Anliegen darauf hinzuweisen, dass wir kein Recht haben, Patientinnen zu irgendwelchen Aktivitäten – Trennungen, Strafanzeigen o. Ä. – zu drängen, zu denen sie sich nicht bereitfinden – woran sich nicht immer gehalten wird. Aber es scheint uns wichtig, dass zunächst wir selbst wissen, dass die Prognose für eine Psychotherapie bei Täterkontakt ungünstig ist, vermutlich bei einem aufdeckenden Verfahren noch mehr als bei einer therapeutischen Arbeit, die ausschließlich auf die Modifikation des Verhaltens zielt.

Was wir in jedem Falle tun können, ist, die Gründe für die Aufrechterhaltung des Täterkontaktes zu verstehen, dies den Patienten zu vermitteln und ihnen auch bewusst zu machen, wie sehr sie sich damit schaden. Wenn sie dann dennoch an dem Täterkontakt festhalten, sollte nach angemessener Zeit erneut die Frage nach den Zielen der Psychotherapie angesprochen werden und ob sie unter diesen Bedingungen erreichbar sind.

Verleugnung von Gefahren

Die bei Opfern traumatischer Gewalt häufig anzutreffende Tendenz zur *Verleugnung von Gefahren* sollten wir unbedingt ernst nehmen. Warnsignale, die eine drohende Retraumatisierung anzeigen, werden häufig übersehen, mit der Folge, dass sich die Patientinnen in gefährliche Situationen begeben, die das Risiko einer Reviktimisierung erhöhen. Statt sie mit dem Vorwurf der Leichtsinnigkeit zu konfrontieren, bemühen wir uns, die Antizipationsfähigkeit der Patientinnen zu stärken und sie anzuleiten, Situationen mit erhöhtem Retraumatisierungsrisiko zu vermeiden. Nicht selten ist das Übersehen der Warnsignale auf *dissoziative Mechanismen* zurückzuführen. Hier empfiehlt es sich, die Patienten edukativ mit Möglichkeiten vertraut zu machen, wie sie den Kontakt mit der aktuellen Realität im Hier und Jetzt stärken können.

Verlassenheitsängste

Große Bedeutung haben *Verlassenheitsängste*. Sie führen dazu, dass traumatisierte Patientinnen sich an Personen binden, die ihnen Nähe und Geborgenheit anzubieten scheinen. In diesem Kontext werden sogar gewaltsame Handlungen hingenommen. Bei Menschen, die in ihrer Kindheit in einem gewaltsamen oder missbräuchlichen Umfeld aufgewachsen sind, kann die paradoxe Situation entstehen, dass ein subjektives Gefühl von Vertrautheit und Nähe nur in einer missbräuchlichen Beziehung und in Verbindung mit Gewalterfahrung erlebt werden kann (Gerisch, 1996).

Wendet man auch hier das Ego-State-Modell an, so mag der Hinweis hilfreich sein, dass ein oder mehrere jüngere Ichs sich vernachlässigt fühlen. In diesem Falle machen wir das Angebot, gemeinsam daran zu arbeiten, wie diese jüngeren Ichs gewürdigt und gut versorgt werden können.

Wie können Patienten vor weiterer Traumatisierung geschützt werden?
• Tendenz zur Reviktimisierung beachten • ggf. Gründe für anhaltenden Täterkontakt verstehen • Verleugnung von Gefahren bearbeiten • Patienten nicht zu Aktivitäten drängen

4.4.3 Benennung, Validierung und Differenzierung von Gefühlen

Wir halten es für eine wichtige Aufgabe der Psychotherapie traumatisierter Patienten, die an den undifferenzierten Affektzuständen beteiligten Emotionen zu identifizieren und zu benennen. Mit dem Benennen von Emotionen und der damit verbundenen Symbolisierung setzt bereits eine gewisse Distanzierung ein. Die Emotionen werden erträglicher, wenn sie benannt und differenziert wahrgenommen werden.

Hilfe bei der Wahrnehmung und Benennung von Gefühlen

Viele Patientinnen brauchen unsere Hilfe bei der Wahrnehmung und Benennung ihrer Gefühle. Anfangs können sie oft nur wenige Emotionen wie Angst oder Wut differenziert benennen – oder sie nehmen nur undifferenzierte körperliche Spannungszustände wahr. Mit unserer Hilfe lernen sie zu unterscheiden, welche Emotionsqualitäten an den undifferenzierten traumatischen Affektzuständen beteiligt sind, die meist wie ein „toxisches Affektgemisch“ erlebt werden. Zu dem „toxischen“ Charakter des undifferenzierten Affektzustandes tragen vor allem Emotionsqualitäten bei, die wir als „traumatische“ Emotionen bezeichnen und auf diese Weise von „nicht traumatischen“, d.h. adaptiven Emotionen mit Signalfunktion abgrenzen wollen. Die häufigsten dieser „traumatischen“ Emotionsqualitäten sind:

- Gefühle der Ohnmacht und des hilflosen Ausgeliefertseins,
- Gefühle des Alleingelassenseins und der Angst,
- Scham- und Schuldgefühle,
- Gefühle ohnmächtiger Wut,
- Gefühle von Leere und Lähmung,
- Selbsthass.

Zwischen äußeren und inneren Bedrohungen unterscheiden lernen

Traumatisierten Patientinnen fällt es schwer, zwischen *äußeren und inneren Bedrohungen* zu unterscheiden. Wenn Traumaerinnerungen unbewusst aktiviert sind, können die Patientinnen kaum noch unterscheiden, ob die erlebten Emotionen nützliche Signalaffekte sind, die vor einer Gefahr in der Gegenwart warnen, oder ob sie durch Erlebenszustände der traumatischen Vergangenheit hervorgerufen sind. Wir leiten die Patientinnen daher an, die für die Bewältigung von Alltagssituationen notwendigen *adaptiven Affekte der Gegenwart* von den *traumatischen Vergangenheitsaffekten* zu unterscheiden.

Affektdifferenzierung

„Nicht traumatische" Emotionen haben eine schützende und hinweisende Funktion, während traumabedingte Emotionen Ausdruck des Schrecklichen sind, das ja im Moment z. B. der Therapie bereits in der Vergangenheit liegt. Manche dieser „nicht traumatischen" Emotionen haben eine unmittelbare Überlebensfunktion oder eine unmittelbare Sinnhaftigkeit in der Gegenwart, wie z. B. Realangst, adaptive Aggressivität oder Trauer nach Verlusten. Sie wahrnehmen zu können wird von den meisten Patientinnen als angemessen und teilweise sogar als befreiend erlebt, ungeachtet der Tatsache, dass sie zumindest teilweise eine negative emotionale Färbung haben. Demgegenüber werden „traumatische" Emotionen – und mit ihnen die undifferenzierten traumatischen Affektzustände – durchweg als belastend, bedrückend, quälend, ängstigend oder erschreckend erlebt. Entsprechend vermitteln wir Patientinnen beispielsweise, wie sie ein „klares" Gefühl der Traurigkeit von einem traumatischen Gefühl verzweifelten Verlassenseins, angemessenen Ärger von Gefühlen ohnmächtiger Wut und die für die Selbstbehauptung notwendige Dosis an Aggressivität von Hass und destruktiver Wut unterscheiden können.

Unterstützend kann eine imaginative Technik eingesetzt werden. Die Patientinnen werden gebeten, sich das undifferenzierte Gefühl materiell vorzustellen und den Anteil in Prozent zu bestimmen, der nach ihrem Gefühl nicht zur aktuellen Situation, sondern zur Vergangenheit gehört. Anschließend werden sie aufgefordert, den „Vergangenheitsanteil" des Gefühls in den „Container" oder „Tresor" zu legen und den „Gegenwartsanteil" zu behalten. In der Regel tritt nach dieser Differenzierungsarbeit eine Entlastung ein. Im Einzelnen gehen wir so vor:

- Wenn wir den Eindruck haben, dass ein aktueller Affekt, bezogen auf die ihn auslösende Situation, unangemessen intensiv ist, laden wir die Patientinnen ein, hinzuspüren, ob sie den Ursprung des aktuellen Gefühls vor allem in der Vergangenheit oder in der Gegenwart vermuten. Meist haben

die Patientinnen ein deutliches Empfinden, dass der größere Teil des Gefühls der Vergangenheit zugeordnet werden muss. Sie haben ein solches Empfinden auch dann, wenn sie keine konkreten Erinnerungen an frühere Traumatisierungen haben, die ihn erklären könnten. Konkret fragen wir die Patientinnen unter Bezugnahmen auf das Ego-State-Modell: „Zu wem in Ihnen könnte diese Empfindung, dieses Gefühl gehören?" Dadurch wird meist rasch deutlich, dass es sich hier um die Reaktualisierung von Vergangenem handelt.
- Wir laden die Patientinnen dann ein, sich das jüngere Ich vorzustellen, falls erforderlich mit ausreichender Distanz, also aus der Beobachterperspektive oder auf einem Bildschirm, und bitten sie, kurz wahrzunehmen, in welcher negativen Erfahrungen dieses jüngere Ich „feststeckt".
- Anschließend erarbeiten wir die Versorgung und den Trost für dieses jüngere Ich (vgl. Kap. 4.5.2).

Affektdifferenzierung mit Tresortechnik

Eine andere Möglichkeit ist das Vorgehen nach Allen (2001), das wir hier am Beispiel einer Patientin mit von ihr selbst als übermäßig empfundenen Ängsten erläutern:
- Zunächst versuchen wir die Patientin dafür zu gewinnen, zu erkennen, in welchem Maße sie ihre Ängste *durch die aktuelle Realität für gerechtfertigt* hält und in welchem Maße sie ihr *unangemessen* und *übertrieben* vorkommen.
- Dann bitten wir sie, hinzuspüren, ob sie neben der Angst noch *andere Gefühle* wahrnehmen kann, z. B. Ohnmacht, Verzweiflung, Wut oder Ärger. Wir bitten sie, die anderen *Gefühle zu „sortieren"*.
- Bezogen auf die Angst bitten wir die Patientin nun, einzuschätzen, wie viel Prozent der Angst *aus der aktuellen Realität* stammt und wie viel aus anderen Quellen, vor allem *aus der Vergangenheit.*
- Den zur Vergangenheit gehörenden Teil der Angst kann die Patientin nun mithilfe der *Tresortechnik* „wegpacken", das verbliebene geringe Gefühl wird therapeutisch im Hier und Jetzt bearbeitet. Oder sie kann es direkt einem jüngeren Ich zuordnen, und wir arbeiten daran, dass dieses jüngere Ich verstanden und gut versorgt wird.

Manchen Leserinnen und Lesern werden die hier beschriebenen Vorgehensweisen zu suggestiv erscheinen. Wir bitten sie zu bedenken, dass so gut wie jede Intervention auch suggestiven Charakter hat, z.B. auch Deutungen. Aus unserer Sicht kommt es darauf an, nicht manipulativ zu sein. Dafür sorgen wir vor allem dadurch, dass wir immer wieder vermitteln, dass wir Angebote machen, die angenommen oder zurückgewiesen werden können.

Besonders wichtig erscheint es uns, dass die Patientinnen wirklich „ihre" Gefühle wahrnehmen lernen. Keinesfalls dürfen wir davon ausgehen, dass traumatisierte Patientinnen die Gefühle erleben, die wir in der entsprechenden Situation erlebt hätten. Sie erleben oft Gefühle ohnmächtiger Verzweiflung und des Alleingelassenseins in Situationen, in den wir mit Ärger oder

Wut reagiert hätten. Insoweit sind Gegenübertragungsreaktionen nicht immer ein ausreichender Hinweis auf das, was in Patienten vor sich geht. Wir empfehlen daher, Gegenübertragungsreaktionen besonders sorgfältig zu überprüfen und so zu formulieren, dass die Patientin erleben kann: Hier sorgt sich jemand um mich, und nicht: Hier weiß es jemand besser.

In Handlungen ausagierte Affekte zum Ausdruck bringen

Zuweilen werden die Affekte, die nicht in Worte gefasst werden können, in Handlungen ausagiert. Es kann eine schwierige, aber lohnende Aufgabe sein, diese Handlungen zu entziffern und die Patienten zu bewegen, das, was nicht in Worten ausgedrückt werden kann, zu verbalisieren. Durch diese Differenzierungsarbeit können Patienten ein breiteres und reicheres Spektrum an Emotionen – wenn möglich – angstfrei erleben. Durch die bessere Steuerbarkeit können die Affekte ihren Signalcharakter wiedergewinnen und die Beziehungen beleben.

Fallbeispiel

Die Patientin kommt darauf zu sprechen, wie schlecht es ihr immer noch gehe, wenn sie an Sterben und Tod der Mutter denke. Sie habe sich „schrecklich" gefühlt. Darauf fragt die Therapeutin, ob es sein könne, dass in diesem undefinierbaren, unfassbaren „schrecklichen" Gefühl eine Vielzahl von Gefühlen enthalten sei. Dass sie sich angesichts der Situation vollkommen hilflos und ohnmächtig gefühlt habe, aber möglicherweise auch wütend gewesen sei, dass die Ärzte nicht genug getan hätten, und vielleicht sogar auf die Mutter, weil sie sich ganz und gar verlassen gefühlt habe. Und die Patientin bejaht, dass von jedem etwas dabei gewesen sei, sie sei auch sehr verzweifelt gewesen. Und sie habe sich geschämt, dass sie nicht besser mit der Situation klarkomme. Die Therapeutin lädt die Patientin dann ein, die Gefühle einzeln wahrzunehmen, und diese bemerkt, dass sie das als entlastend erleben kann.

Gefühle validieren

Viele traumatisierte Patienten betrachten ihre eigenen Gefühle als falsch, unangemessen oder unerlaubt. Eine Exploration lässt meist erkennen, wie sie in ihrer Kindheit für ihre Gefühle verurteilt oder invalidiert wurden. Wir erfahren, wie ihren Gefühlen die Legitimität und ihrer Wahrnehmung die Gültigkeit abgesprochen wurde. Schmerz, Wut und Trauer wurden ihnen ausgeredet oder gar verboten. Durch die Verinnerlichung des elterlichen Umgangs mit ihrer Emotionalität haben sie sich zunehmend daran gewöhnt, ihre Gefühle negativ zu bewerten, sie sofort für ungültig und unzutreffend zu halten oder sie gar nicht mehr wahrzunehmen. Das Resultat ist eine tiefgreifende Verunsicherung, Verwirrung und Entmutigung bezüglich ihres emotionalen Erlebens.

Die therapeutische Aufgabe besteht folglich darin, die Patientin geduldig immer wieder zu ermutigen, ihren Gefühlen zu trauen und ihre Berechti-

Gefühle als gültig annehmen lernen

gung anzuerkennen. Selbst bei den Patientinnen, die uns als Folgen der traumatischen Vermischung von Vergangenheits- und Gegenwartserleben mit diffusen und undifferenzierten Affektzuständen konfrontieren, halten wir es für äußerst wichtig, die Berechtigung dieser Gefühlszustände anzuerkennen. Gefühle können mitunter unklar, diffus und undifferenziert sein, sie können sich vorwiegend körperlich durch Spannungsgefühle mitteilen, aber sie können nicht falsch sein. *Wir ermutigen die Patienten daher, die eigenen Gefühle als gültig wertzuschätzen, sie nicht zu verurteilen und ihrem eigenen gefühlshaften Urteil zu trauen.*

Fallbeispiel

Die Patientin kommt sichtbar niedergeschlagen in die Stunde, spricht aber nicht darüber. Die Therapeutin fragt daher, ob es sein kann, dass es ihr im Moment nicht gut gehe, sie habe den Eindruck, dass es der Patientin richtig schlecht gehe. Darauf entgegnet die Patientin: Ja, es sei „irgendwie total Scheiße", aber vielleicht bilde sie sich das auch nur ein, und sie hasse sich dafür, dass sie sich so fühle. Darauf meint die Therapeutin, dass sie davon ausgehe, dass Menschen ein Recht hätten auf ihre Gefühle, denn diese könnten nicht falsch sein. Ob es die Erwachsene sei, die diesen Hass auf sich selbst verspüre oder ein Teil in ihr? Darauf schweigt die Patientin eine Weile und scheint in sich hineinzugehen. Schließlich sagt sie: „Eigentlich ist es eine Stimme in mir, die mir sagt, ich soll mich nicht anstellen, ich hätte es doch gut." Dies nimmt die Therapeutin zum Anlass zu fragen, ob sie eine Idee habe, mit welcher wichtigen Bezugsperson diese Stimme etwas zu tun haben könne. Die Patientin antwortet: „Das war immer meine Oma, die sich die meiste Zeit um mich gekümmert hat, bis ich in die Schule kam."

Hier handelt es sich also um eine Identifikation mit einer wichtigen Bezugsperson und ein Introjekt. Ausgehend vom Ego-State-Konzept betrachten wir auch Introjekte als Ego-States, also als Anteile, die eine Art Eigenleben führen. Und wenn sie im Kontext großer Belastungen entstanden sind, bleiben sie auf die Vergangenheit fixiert. Wir verstehen Introjekte so, dass sie zum Überlebensschutz entstanden sind. So zu denken oder zu fühlen, wie eine wichtige Bezugsperson es getan hat, kann die Bindung zu dieser lebenswichtigen Person in der Kindheit festigen.

Bei *dissoziativen* Störungen kommt es vor, dass Patientinnen Gefühle nicht spüren können, weil diese durch Depersonalisierung kaum noch wahrnehmbar sind oder weil diese nur während bestimmter Persönlichkeitszustände (States) zugänglich sind. In diesen Fällen kann erst mit einer allmählichen Integration der abgespaltenen Persönlichkeitszustände eine angemessene Emotionswahrnehmung erreicht werden.

Manche Patientinnen haben sich zwar das Empfinden für die Gültigkeit ihrer Emotionswahrnehmung bewahren können, doch wurde ihnen unter Androhung von Strafe untersagt, sie *auszudrücken*. In der Therapie sollen sie verstehen und emotional erfahren, dass es nicht nur sicher und erlaubt, sondern auch hilfreich ist, Gefühle auszudrücken. Wir fragen die Patientin, ob sie vorsichtig versuchen könne, ihre Gefühle auszudrücken und zu beobachten, ob es irgendwelche Schwierigkeiten gibt. Auch hier kann wieder nach dem verbietenden, unterdrückenden Teil geschaut werden.

Gefühle ausdrücken lernen

Traumatisierte Patienten leiden oft darunter, dass ihre häufigen Gefühle von Ohnmacht, Hilflosigkeit und Alleingelassensein von ihrer Umwelt nicht nachvollzogen werden können. Stattdessen treffen sie auf Unverständnis oder Vorwürfe. Entsprechend erleichtert und dankbar registrieren sie, wenn wir diese Gefühlsqualitäten als gültig akzeptieren.

Dabei erscheint es uns wichtig, sich als Therapeut zuzugestehen, dass man nicht alles verstehen kann. Es ist unwahrscheinlich, sich in vollem Umfang in schwer traumatisierte Menschen einfühlen zu können, wenn man ähnliche Erfahrungen, wie die Patientinnen sie gemacht haben, selbst nicht machen musste. Jedoch kann man sich darum bemühen, den Patienten in seiner Andersartigkeit zu respektieren.

Therapeutisches Vorgehen beim Benennen und Differenzieren von Emotionen

- Patienten anleiten, Emotionen zu identifizieren und zu benennen
- Patienten anleiten, undifferenzierte traumatische Affektzustände zu differenzieren
- Patienten auffordern, die „Vergangenheitsanteile" der undifferenzierten Affektzustände imaginativ „wegzupacken"
- Patienten ermutigen, die Berechtigung und Gültigkeit ihrer Gefühle anzuerkennen und ihre Gefühle auszudrücken

4.4.4 Eigene Bedürfnisse wahrnehmen

Kennenlernen eigener Bedürfnisse ist wichtig

Ein wichtiger Teil selbstfürsorglichen Verhaltens besteht darin, eigene Bedürfnisse und Wünsche wahrzunehmen. Wünsche und Bedürfnisse zu artikulieren war für viele Patientinnen in einem beziehungstraumatischen Umfeld, in dem die Regulationsbedürfnisse der Erwachsenen im Vordergrund standen, nicht nur aussichtslos, sondern es wurde als störend und anmaßend empfunden. Akzeptiert wurde ein wunschloses Kind, das von sich den Eindruck vermittelt, „glücklich" zu sein, gleichgültig, wie es sich fühlte. Insofern war es unter derartigen Umständen funktional und adaptiv, Wünsche und Bedürfnisse nicht nur nicht zu äußern, sondern sie gar nicht erst wahrzunehmen. Daraus resultiert die Schwierigkeit oder Unfähigkeit vieler komplex traumatisierter Patienten, Bedürfnisse oder Wünsche wahrzunehmen.

Körpergefühle wahrnehmen

Bei Menschen, die in einem förderlichen Umfeld aufgewachsen sind, entwickelt sich ein Körpergefühl („Bauchgefühl"), das den Grad der Bedürfnisbefriedigung anzeigt. Es äußert sich als diffuses Unbehagen, wenn Bedürfnisse nicht befriedigt worden sind, oder als behagliches Gefühl, wenn eine Bedürfnisbefriedigung eingetreten ist. Diese „somatischen Marker" (Damasio, 1994) der Bedürfnisbefriedigung stehen komplex traumatisierten Patienten häufig nicht zur Verfügung. Sie haben kaum noch ein Gespür für das, was ihnen gut tut und was sie zur Befriedigung ihrer Bedürfnisse brauchen.

Wir legen Wert darauf, dass die Patienten diese Zusammenhänge verstehen, insbesondere auch die Adaptivität und Sinnhaftigkeit ihrer „alten Muster" unter den gegebenen traumatischen Lebensbedingungen. Auf dieser Basis leiten wir sie an, sich auf das „neue Muster" der Wahrnehmung und Äußerung ihrer Bedürfnisse, Gefühle und Körpergefühle einzulassen, wohl wissend, dass dies erst gelernt und eingeübt werden muss.

Therapeutisch bitten wir die Patienten, immer wieder darauf zu achten, wenn Bedürfnisse oder Wünsche aufkommen. Wir fragen gezielt danach, was ihnen gut tut und was sie brauchen: Was brauchen Sie, damit es Ihnen hinreichend gut geht? Welchen Umgang mit sich wünschen Sie sich von den Menschen Ihrer Umgebung?

Zunächst kognitiv erfassen, was zur Befriedigung von Bedürfnissen notwendig ist

Da sie sich auf das intuitive Gespür eines „Bauchgefühls" nicht verlassen können, fordern wir die Patientinnen auf, ihre kognitiven Fähigkeiten zu nutzen, um herauszufinden, was sie zur Befriedigung ihrer Bedürfnisse brauchen. Möglicherweise gab es in der Vergangenheit Momente, in denen die Patienten sich – im Sinne der „Ausnahme" – einmal besser gefühlt hatten, sodass es sich lohnt, die Bedingungen zu identifizieren, die dazu geführt haben.

Zu Beginn gelingt dies manchen Patientinnen nur, wenn sie sich vorstellen, was eine *andere* Person brauchen würde, damit es *ihr* besser geht und *ihre* Bedürfnisse befriedigt werden. Erst nachdem diese Vorstellung repräsentiert ist, können sie beginnen, dies auf sich selbst anzuwenden.

Je nachdem, wie fixiert das alte Muster der Nichtwahrnehmung eigener Gefühle und Bedürfnisse ist, variiert die Zeit, die notwendig ist, um das Muster im Sinne einer besseren Wahrnehmung der eigenen Bedürfnisse zu ändern. In der Regel erfordert dies Geduld aufseiten der Patienten und der Therapeuten. Erst allmählich lernen die Patientinnen, ihr körperliches Wohlbefinden zu einem lohnenden Ziel für sich selbst zu machen. Oft genug brauchen sie dafür unsere Ermutigung und ggf. Arbeit mit Introjekten, die

Wohlbefinden verbieten. Es ist uns wichtig, dass Patientinnen lernen, sich selbst Erlaubnisse zu geben, jedoch kann es sein, dass wir dies für eine Weile stellvertretend übernehmen müssen, solange die Introjekte noch zu mächtig sind. Wir möchten betonen, dass wir gerade an dieser Stelle eine Therapie, die die zugrundeliegende Psychodynamik berücksichtigt, für am meisten zielführend halten.

Bei Patienten, die sich immer wieder Situationen aussetzen, in denen sie erneut gewaltsam behandelt oder missbraucht werden können, stellt das Gebot der Selbstfürsorge eine besondere Herausforderung dar. Meist ist ihnen die Schädlichkeit der Situationen durchaus bewusst, doch fehlt ihnen unter bestimmten auslösenden Bedingungen die Kraft, sich selbstfürsorglich zu verhalten und die als schädigend erkannten Situationen zu vermeiden. Bei ihnen kommt es in besonderem Maße darauf an, frühzeitig Warnsignale wahrzunehmen, die auf ein mögliches Retraumatisierungsrisiko hinweisen. Dies können kognitive oder Körpersignale sein. Ein Verständnis der Psychodynamik der Reviktimisierungsneigung von Opfern traumatischer Gewalt ist hier hilfreich (vgl. Kap. 2.2).

Aufbau von selbstfürsorglichem Verhalten ist zentral

Die Wahrnehmung eigener Bedürfnisse bei der Patientin fördern
• erläutern, warum es unter traumatischen Lebensbedingungen adaptiv war, eigene Bedürfnisse nicht wahrzunehmen • Introjekte identifizieren, die Wohlbefinden verbieten • gezielt danach fragen, was der Patientin gut tut • mit der Patientin das „neue Muster“ der Wahrnehmung und Äußerung von Bedürfnissen einüben • Patientinnen sollen Warnsignale für selbstschädigendes Verhalten erkennen lernen

4.4.5 Selbstfürsorge fördern

Eine verminderte Fähigkeit zur Selbstfürsorge ist für komplex traumatisierte Patientinnen charakteristisch. Ähnlich wie viele andere Kompetenzen, darunter die Fähigkeit zur Emotionsregulierung und Affektdifferenzierung, konnte sich die Fähigkeit, angemessen für sich und seine Bedürfnisse zu sorgen, unter traumatischen Lebensumständen nur unzureichend entwickeln. Vielen Patientinnen fehlt die Möglichkeit eines liebevollen und fürsorglichen Umgangs mit sich selbst und mit ihrem eigenen Körper. Sie sind nicht oder nur eingeschränkt in der Lage, eigene Interessen zu artikulieren oder durchzusetzen. Andere sind nicht fähig, dafür zu sorgen, dass sie nicht geschädigt oder ausgebeutet werden. Dazu tragen zahlreiche Faktoren bei.

Biologische Faktoren können dazu führen, dass sich soziale Kompetenzen nur unzureichend entwickeln, insbesondere als Folge bindungstraumatischer Schädigungen der für die Entwicklung sozialer Kompetenzen verantwortlichen Hirnregionen. Dazu kommen ungünstige Lernerfahrungen, vielfältige Konflikte und fehlende Identifikationsmöglichkeiten in der Ursprungsfamilie, die in ihrer Gesamtheit dafür verantwortlich sind, dass sich viele für die Lebensbewältigung zentrale Fähigkeiten nicht genügend ausbilden konnten.

Eigene Kompetenzen erkennen und deren Nutzung erarbeiten

Andere komplex traumatisierte Patienten mussten früh für ihre Bezugspersonen sorgen und Verantwortung übernehmen. Sie verfügen daher über wichtige Kompetenzen, können diese aber nicht für sich selbst nutzen. Das kann zahlreiche Gründe haben:

- Vielen komplex traumatisierten Patientinnen *fehlt die Überzeugung, dass sie ein Recht haben, für sich selbst zu sorgen.* Einige sind fest davon überzeugt, dass sie es nicht verdient haben, gut behandelt zu werden, oder dass sie sich selbst nicht gut behandeln dürfen. Im Extremfall sind sie davon überzeugt, dass sie es verdient haben, schlecht behandelt zu werden. Aus psychodynamischer Sicht spielen hier Introjektionsvorgänge eine wichtige Rolle. Bei der Verinnerlichung der Einstellung der Eltern oder anderer wichtiger Bezugspersonen gegenüber dem Kind werden die traumatisierenden Beziehungserfahrungen in die eigene innere Normenwelt aufgenommen. Um die Bindung zu ihren Bezugspersonen nicht zu gefährden, übernehmen die Kinder die vorwurfsvolle und ablehnende Haltung der wichtigen Bezugspersonen. Sie halten sie für gerechtfertigt und wenden sie auf sich selbst an. Die Übernahme der elterlichen Vorwürfe, egoistisch und gierig zu sein, wenn eigene Bedürfnisse artikuliert werden, macht in der Dynamik der Bindungsbeziehung insofern Sinn, als das Kind so eine gute Beziehung zu seinen Eltern bewahren kann, wenn es die Schuld bei sich selbst sucht. Diese Introjektionsvorgänge tragen weiter dazu bei, dass sich relevante Fähigkeiten und Fertigkeiten nicht genügend ausbilden können.
- Andere Gründe liegen in umfassenden *Ohnmachtsgefühlen* und einem *verminderten Gefühl der Selbstwirksamkeit.* Die Patientinnen haben keine Vorstellung davon, wie sie etwas bewirken können. Sie sind letztlich davon überzeugt, dass sie ihr Schicksal hinnehmen müssen, ohne etwas dagegen unternehmen zu können.
- Patientinnen, die lang anhaltenden Traumatisierungen ausgesetzt waren, kann das Erleben von Schädigung und Ausbeutung zur Normalität geworden und das Gefühl für Selbstfürsorge verloren gegangen sein. *Sie können oft körperliche Bedürfnisse nicht hinreichend spüren* und auch Bedürfnisse nach Nähe oder Distanz nicht genügend wahrnehmen. Sie müssen erst oder erst wieder lernen, was es bedeutet, eigene Bedürfnisse wahrzunehmen und selbstfürsorglich zu sein. Andere Patientinnen können ihre Bedürfnisse zwar spüren, aber nicht mitteilen, sodass ihre Not für ihre Umwelt nicht erkennbar wird.

- Ein weiteres Charakteristikum komplex traumatisierter Patienten ist ihre *Unfähigkeit, Hilfe anderer Menschen anzunehmen*, aus der Furcht heraus, von ihnen abgewiesen und verurteilt zu werden. In der Folge ziehen sich unterstützungsbereite Personen oft zurück, was zur weiteren Isolierung der Betroffenen führt. Auf diese Weise verlieren die Patientinnen wichtige Quellen externer Unterstützung.

Lernen, Hilfe anzunehmen, ist sehr bedeutsam

- Sorge für den eigenen Körper verbietet sich vielen Patientinnen auch deshalb, weil der *Körper als Ort des Schlechten* repräsentiert ist. Mit einem schlechten Körper ist ihnen ein liebevoller Umgang nicht vorstellbar.
- Auch die *verminderte Fähigkeit, Gefahren zu erkennen* und Schaden für sich zu antizipieren, kann die Möglichkeit der Selbstfürsorge einschränken.
- Eine weitere Ursache der verminderten Selbstfürsorge liegt in dem tiefen *Selbsthass* komplex traumatisierter Patientinnen, die nicht in der Lage sind, Hass auf ihre Schädiger zu spüren, sich stattdessen mit deren Hass identifizieren und ihn gegen die eigene Person richten.
- Meist tragen mehrere der genannten Ursachen zu der verminderten Fähigkeit zur Selbstfürsorge bei.

Psychoedukation und psychodynamisches Verständnis der Gründe für die verminderte Selbstfürsorge gehen Hand in Hand und ergänzen einander. Psychoedukation hat zu vermitteln, dass Selbstfürsorge nicht nur erlaubt, sondern im Interesse therapeutischer Ziele sogar notwendig ist. Ein kognitives Verständnis, wie selbstfürsorgliches Verhalten durch die Verinnerlichung der Verbote der frühen Bezugspersonen erschwert wurde, lässt sich meist gut erarbeiten und stellt eine wichtige Basis für die weitere therapeutische Arbeit dar.

Einige Patienten wissen sehr wohl, wie selbstfürsorgliches Verhalten aussieht, sie können sich lediglich nicht vorstellen, dass *sie selbst* ein solches Verhalten zeigen. In diesem Falle schlagen wir ihnen vor, sich vorzustellen, wie sie selbst einer anderen Person Fürsorge und Zuwendung zukommen lassen. Im zweiten Schritt sollen sie versuchen, diese Verhaltensweisen auch auf sich selbst anzuwenden.

Andere, meist schwer traumatisierte Patienten, wissen tatsächlich nicht, wie Selbstfürsorge aussehen könnte. Sie brauchen konkrete Anleitungen und Beispiele selbstfürsorglichen Handelns. Wir machen ihnen daher Vorschläge, wie sie selbstfürsorglich mit sich umgehen könnten. In der Regel sind dies Verhaltensweisen, die für gesunde Menschen zur alltäglichen Bedürfnisbefriedigung gehören. Sie betreffen beruhigende und wohltuende Aktivitäten, ausreichenden Schlaf, gesunde Ernährung, aber auch die aktive Vermeidung von Überforderungen und potenziell schädlichen Verhaltensweisen.

Patienten, die sich ein selbstfürsorgliches Verhalten nur schwer vorstellen können, schlagen wir vor, sich zunächst vorzustellen, wie sie *eine andere*

Person fürsorglich behandeln. Auf diesem Umweg können sie Ideen entwickeln, wie sie auch sich selbst fürsorglich behandeln können. Manche Patienten können sich die Selbstfürsorge nur gestatten, wenn sie die selbstfürsorgliche Handlung für ihre Therapeutin tun.

Es kann lohnend sein, die für die jeweilige Patientin zutreffenden negativen Überzeugungen von der eigenen Person im Einzelnen zu betrachten – ihre Überzeugung, dass sie kein Recht haben, für sich sorgen zu dürfen, und es nicht verdienen, dass es ihnen gut geht – und mit ihnen herauszufinden, welche Rede welcher frühen Bezugsperson sie im konkreten Fall verinnerlicht hat. Im nächsten Schritt bitten wir sie zu überlegen, wie eine selbstfürsorgliche Formulierung lauten könnte. Schließlich fordern wir sie auf, ihre negativen Überzeugungen aufzulisten und ihnen entsprechende „positive" Überzeugungen gegenüberzustellen.

Am Anfang steht das neue „therapeutische Gebot", dass Selbstfürsorge erlaubt und geboten ist, meist unverbunden neben dem verinnerlichten Verbot von Selbstfürsorge. Nicht selten finden sich die Patienten „der Therapeutin zuliebe" zu selbstfürsorglichen Aktivitäten bereit, ohne innerlich von der Berechtigung überzeugt zu sein. Dies akzeptieren wir als ein notwendiges Zwischenstadium, denn wir wissen, dass die emotionale Akzeptanz erst mit der Zeit eintritt. Überhaupt machen wir uns für unser eigenes Verständnis klar, dass die Veränderung im prozeduralen Gedächtnis gespeicherter Verhaltensmuster Zeit braucht. Da für traumatisierte Patienten selbstfürsorgliches Verhalten ungewohnt ist, kommen sie oft gar nicht auf den Gedanken, selbstfürsorglich zu sein und eigene Interessen zu artikulieren. Und auch, wenn sie sich an den Gedanken der Selbstfürsorge gewöhnt haben, stehen einer Umsetzung meist noch emotionale Barrieren im Wege.

Selbstschädigendes Verhalten deutlich wahrnehmen und verändern lernen

Insofern besteht die therapeutische Aufgabe über längere Zeit darin, die Patienten auf schädliche oder nicht selbstfürsorgliche Verhaltensweisen aufmerksam zu machen und mit ihnen selbstfürsorglichere Alternativen zu entwickeln. Auf „Rückfälle" in alte Verhaltensmuster reagieren wir – auch und gerade dann, wenn wir in der Gegenübertragung vorwurfsvolle Impulse spüren – mit dem entlastenden Hinweis auf die langjährige Verankerung dieser Verhaltensmuster in den Strukturen des Gehirns. Vor allem brauchen die Patientinnen Ermutigung beim Einüben der neuen selbstfürsorglichen Verhaltensweisen.

Verschiedene psychotherapeutische Methoden lassen sich vorteilhaft in das psychodynamische Grundkonzept integrieren, um selbstfürsorgliche Verhaltensweisen zu verankern, darunter hypnotherapeutische Techniken (Phillips & Frederick, 2007) oder die ressourcenaktivierende Variante des Eye Movement Desensitization and Reprocessing (EMDR; Shapiro, 2013). Des Weiteren können auch Übungen zur Selbstliebe, die aus dem Buddhismus stammen, als nützlich erlebt werden (Neff, 2011; Brähler, 2015). Die weiter unten beschriebene Arbeit des erwachsenen Ich mit jüngeren traumatisierten Ichs dient ebenfalls der Selbstfürsorge und der Einübung derselben, verbunden mit Trost.

Komplex traumatisierte Patienten haben sich, um in der Kindheit psychisch überleben zu können, daran gewöhnt, Bedürfnisse nicht zu äußern, bis sie sie schließlich nicht mehr wahrgenommen haben. Wenn die Mitteilung eigener Bedürfnisse regelmäßig Zurückweisung, Bestrafung oder Demütigung zur Folge hatte, war es funktionaler, sich den Erwartungen anzupassen, als eigene Bedürfnisse zu artikulieren.

Einige komplex traumatisierte Patientinnen haben zwar ein Gespür dafür, was ihnen guttäte, trauen sich wegen ihrer verinnerlichten Verbote aber nicht, ihrem Bedürfnis nachzukommen. Andere haben überhaupt kein verlässliches Gespür dafür, was ihnen guttun könnte. Ihnen fehlt das intuitive „Bauchgefühl" dafür, weil sie in ihrer Kindheit die Erfahrung machen mussten, dass Verhaltensweisen, die im Normalfall guttun, negative Reaktionen der Bezugspersonen hervorgerufen hatten, während Verhaltensweisen, die normalerweise als selbstschädigend eingestuft werden, ihnen das Überleben sicherten. Was heute adaptiv ist, war unter den traumatischen Umständen der Kindheit gefährlich, und was damals das Überleben gesichert hat, ist heute maladaptiv. Ein Verständnis für diese Zusammenhänge zu entwickeln, hilft den Patienten, eine Sinnhaftigkeit auch in maladaptiven Verhaltensmustern zu erkennen.

Wir bitten die Patienten, sowohl „hinzuspüren" als auch ihre kognitiven Fähigkeiten zu nutzen, um herauszufinden, was ihnen guttut. Dies mag vielen Patienten zunächst schwer fallen, es lässt sich jedoch mit einiger Geduld und wiederholten Nachfragen nachentwickeln und einüben. Manchmal müssen wir immer wieder die „Erlaubnis" zu selbstfürsorglichem Verhalten, manchmal auch konkrete Empfehlungen und Hinweise geben.

Auf Gefahren selbstschädigenden Verhaltens hinweisen

Patientinnen, die sich immer wieder Situationen aussetzen, die potenziell schädlich oder retraumatisierend für sie sein können oder es auch schon waren, machen wir edukativ auf die möglichen Gefahren aufmerksam und erörtern mit ihnen mögliche verinnerlichte Gebote und Verbote, die sie zu diesem Verhalten veranlassen.

Im Bereich der Sexualität können sich Defizite der Selbstfürsorge in besonderer Weise manifestieren. So ist bei homosexuellen Männern die Neigung, sich durch ungeschützten Geschlechtsverkehr der Gefahr einer HIV-Infektion auszusetzen, deutlich erhöht, wenn sie in der Kindheit Opfer sexueller Traumatisierungen waren. Bei sexuell traumatisierten Frauen ist das Risiko ungewollter Schwangerschaften erhöht. Dazu können verschiedene Gründe beitragen:

- Eine *verminderte Antizipationsfähigkeit* als strukturelles Defizit oder als Folge dissoziativer Abwehr kann dazu führen, dass die Möglichkeit einer Schwangerschaft gar nicht in Betracht gezogen wird.

- *Ängste vor Zurückweisung* und die Überzeugung, sich den Wünschen des Partners um jeden Preis *anpassen* zu müssen, können Frauen davon abhalten, den Wunsch nach Kontrazeption zu artikulieren.
- Traumatisch bedingte *Verlassenheitsängste* können, vor allem bei Patientinnen mit einer Borderline-Persönlichkeitsstörung, unbewusst den Wunsch nach einem Kind entstehen lassen, von dem Liebe und Zuneigung erhofft wird.

Blockaden und Widerstände gegen selbstfürsorgliches Verhalten lösen

Psychodynamische Klärungen bewusster und unbewusster Motivationen können in vielen Fällen helfen, die *Blockaden und Widerstände gegen selbstfürsorgliches Verhalten* zu lösen. So kann Wohlbefinden dann als Ziel nicht attraktiv sein, wenn traumatisierte Personen die Erfahrung gemacht haben, dass sie nur über Krankheit ein fürsorgliches Verhalten ihrer Bezugspersonen erfahren konnten. In anderen Fällen können Loyalitätsbindungen gegenüber frühen Bezugspersonen oder die Angst vor ihrem Neid Patienten daran hindern, besser für sich zu sorgen.

Fallbeispiel

Auch der Umgang von Frau X mit sich selbst war wenig selbstfürsorglich. Daher fragte die Therapeutin sie, nachdem schon eine Weile an dem Thema gearbeitet worden war, wie es ihr gehe, wenn sie daran denke, künftig fürsorglicher mit sich umzugehen. Die Patientin erinnerte sich daran, dass ihre Mutter immer wieder gesagt habe: „Du denkst nur an dich, dass es dir gut geht. Wann denkst du mal an andere oder an mich?“, und es wurde ihr bewusst, dass es für sie schwer war, für sich zu sorgen, weil sie – unbewusst – Angst hatte, die Mutter zu verlieren. Sie entschloss sich dann, sich selbst und ihrer inneren Stimme, die wie die Mutter mit ihr sprach, zu sagen, dass sie das Recht dazu habe, gut für sich zu sorgen.

Zunächst bemühte die Therapeutin sich, die Loyalitätsbindung und die damit verbundene Überzeugung („Mir darf es nicht gut gehen, wenn es meiner Mutter schlecht geht“) ich-dyston zu machen: Es wäre nicht loyal einer Mutter gegenüber, der es schlecht geht, es sich gut gehen zu lassen. Denn unausgesprochen vermittelte die Mutter der Patientin: Mir ist es immer schlecht gegangen. Wenn es dir einmal besser gehen sollte, gehörst du nicht mehr zu mir.

Die Therapeutin fragte, ob die Patientin wirklich glaube, dass eine Mutter das Recht hat, von ihrem Kind zu fordern, dass es ihm auch schlecht gehen muss, wenn es ihr schlecht geht. Und sie schlug auch vor, zu schauen, wer meine, dass es ihr nicht gut gehen dürfe. „Ist das die erwachsene Frau oder sind es die kindlichen Ichs?“ Die Antwort war eindeutig: Die Erwachsene wisse, dass sie ein Recht darauf habe, es sich gut gehen zu lassen, aber die jüngeren Ichs dächten, sie hätten dazu kein Recht.

So konnte dann mit den jüngeren Ichs gearbeitet werden: Die Erwachsene erklärte ihren jüngeren Ichs, dass es der Mutter leider nicht gut gegangen sei. Das sei aber nicht die Schuld der Kinder gewesen, sondern die Mutter habe viel Schweres erlebt, wofür die Kinder nichts konnten. Und ein Kind könne der Mutter, wenn es ihr nicht gut gehe, leider nicht helfen, schon gar nicht dadurch, dass es ihm auch schlecht gehe. Da habe sich die Mutter geirrt. Jetzt sei die Mutter im Himmel und da gehe es ihr gut. Durch diesen Satz schienen sich die kindlichen Ichs am meisten zu beruhigen.

Das immer wieder Erstaunliche in solchen Fällen ist, dass sich dann auch die Erwachsene nachhaltig beruhigen kann. Wer nicht mit dem Ego-State-Modell gearbeitet hat, wird sich das schwer vorstellen können. Wir nehmen an, dass durch die direkte Arbeit mit den Strukturen, die mit den jüngeren Ichs zusammenhängen – verbunden mit der Erfahrung voller Akzeptanz durch die Therapeutin und dadurch, dass das erwachsene Ich lernt, sich sich selbst zuzuwenden – eine Veränderung stattfinden kann.

Loyalitätsbindungen beachten

Loyalitätsbindungen können stark sein und lassen Patienten an ihnen oft auch dann noch festhalten, wenn sie verstandesmäßig nicht mehr gerechtfertigt erscheinen. Dies erfordert auf unserer Seite und auf der Seite der Patienten Geduld. Wir ermutigen die Patientinnen daher immer wieder, kleine Schritte wertzuschätzen. Den jüngeren Anteilen müssen wir immer wieder erklären, dass sie „in Ordnung" und liebenswert sind und dass jetzt alles gut ist, bis sich eine nachhaltige Beruhigung einstellen kann. *Auch hier geht es um eine liebevolle Selbstzuwendung im Sinne von Selbstmitgefühl und Selbstakzeptanz, die nicht nur mental einleuchten, sondern konkret auf das Selbst angewendet werden sollte.*

Selbstachtung stärken

Eine wichtige Grundlage für Selbstfürsorge ist *Selbstachtung*. Die Überzeugung, unwert zu sein, ist oft tief verankert. Es ist daher von großer Bedeutung, dass die Patienten immer wieder hören, dass sie einen Anspruch auf respektvolle Behandlung haben. Darüber hinaus arbeiten wir mit dem Ego-State-Modell und laden die Patienten ein, in einem inneren Dialog ihren jüngeren Ichs eben dies zu versichern. Um das Gefühl der Selbstachtung und der Selbstliebe zu erhöhen, empfehlen wir Übungen, die sich im Alltag leicht umsetzen lassen, sofern sie den Patienten zusagen, sodass sie erfahren, dass es sich lohnt, mit sich selbst Mitgefühl zu entwickeln. Daraus kann nach und nach mehr Selbstachtung entstehen (z. B. Brähler, 2015).

Bei manchen Patientinnen ist ein Gefühl von Selbstachtung zwar grundsätzlich angelegt, es ist jedoch leicht erschütterbar durch auslösende Situationen, in denen traumatische Erinnerungen getriggert werden. Dies kann besonders leicht im Kontext von Sexualität geschehen. Wenn Patientinnen positive Kommentare oder Lob nur schwer ertragen können, kann dies daran liegen, dass ihnen Positives im Rahmen von Verführungen bei sexuellen Übergriffen gesagt wurde.

Wichtige Aspekte für die Förderung der Selbstfürsorge
• Gründe für unzureichende Selbstfürsorge erläutern • innere Verbote von Selbstfürsorge bearbeiten • Patienten auf schädliche und nicht selbstfürsorgliche Verhaltensweisen aufmerksam machen • Selbstachtung fördern • zu selbstfürsorglichem Umgang mit sich selbst auffordern und anleiten

4.4.6 Progressionsorientierte Interventionen

Strategien zur Stärkung der Selbstregulation

Im Folgenden beschreiben wir eine Reihe von Strategien, die den Patientinnen, vor allem ihrem erwachsenen Ich, verbesserte Möglichkeiten der Selbstregulation, insbesondere der Affektsteuerung, verschaffen sollen, aber auch Mitgefühl mit sich selbst und vor allem Selbstberuhigung. Anschließend wollen wir einige Interventionen beschreiben, die der Ressourcen- und Resilienzförderung dienen. Wenn Patientinnen das Konzept der Ego-States nicht akzeptieren wollen, übersetzen wir die jeweiligen Angebote in eine etwas andere Sprache.

Wir möchten hervorheben, dass sich die empfohlenen Interventionen mehr am Prozess orientieren sollten als am Manual und dass sie immer im Rahmen der Gesamtproblematik der Patienten betrachtet werden sollten.

In einer Studie an der Universität Klagenfurt konnte gezeigt werden, dass Gesunde bei der Frage, was ihnen bei einer Problemlösung hilft, sagen, sie stellen sich eine Lösung in der Zukunft vor, während psychisch belastete Probandinnen der Studie keine solchen Antworten gaben (Stasing, 2012). In diesem Sinn geht lösungsorientiertes Intervenieren von der Annahme aus, dass eine Antizipation der Lösung eines Problems in der Fantasie Lösungswege eröffnet, die sich durch ein problemorientiertes Vorgehen nicht erschließen (De Shazer, 2010). Fürstenau (2007) spricht auch von Progressionsorientierung.

Es mag zunächst fremd erscheinen, jedoch können Fragen wie: „Angenommen, die Therapie würde zu Ihrer Zufriedenheit verlaufen, was wäre am Ende der Therapie anders?“, oder: „Angenommen, diese Therapiestunde würde zu ihrer Zufriedenheit verlaufen, was wäre dann am Ende der Stunde anders für Sie?“ eine innere Ausrichtung des Patienten auf die Möglichkeit von Klärung und Lösung bewirken. Ressourcen lassen sich gut mobilisieren, wenn wir die Patienten bitten, anzugeben, woran sie merken, dass eine positive Veränderung eingesetzt hat. So fragen wir: „Woran würden Sie merken, dass unsere Gespräche hilfreich waren?“, oder: „Woran würden Sie feststellen, dass diese Sitzung zu Ihrer Zufriedenheit verlaufen ist?“

Förderung von Progressionsorientierung ist hilfreich

Schon vorhandene Bewältigungsstrategien können aktiviert werden, indem wir die Patienten fragen, welche Aktivitäten sie bisher unternommen haben, um Zustände schlechten Befindens zu verbessern. Im Sinne einer positiven Suggestion legen wir den Patienten nahe, positive Veränderungen als Ergebnis ihrer Bemühungen anzusehen.

Überblick über progressorientierte Interventionen

- bisherige Bewältigungsstrategien erfragen
- Lösungen und positive Entwicklungen antizipieren
- Kriterien für eine positive Veränderung entwickeln
- dem Patienten nahelegen, positive Veränderungen als Ergebnis eigener Bemühungen zu sehen

4.4.7 Stärkung des Selbstwertgefühls

Die fehlende frühkindliche Erfahrung, gesehen und wahrgenommen zu werden, hat im Zusammenhang mit den schädigenden Einflüssen von Misshandlung und Missbrauch in physischer oder emotionaler Hinsicht das Selbstwertgefühl komplex traumatisierter Patienten auf folgenschwere Weise untergraben.

Validierung der inneren Welt der Patientin

Eine wertschätzende Beziehungsgestaltung, die die subjektive Realität der Patienten einschließlich aller Wahrnehmungen, Gefühle und Bedürfnisse uneingeschränkt anerkennt, ist daher für die Restitution eines angemessenen Selbstwertgefühls unerlässlich. Wir sprechen von einer uneingeschränkten *Validierung der inneren Welt* des Patienten und meinen damit die ermutigende Bestätigung aller seiner Wahrnehmungen und Gefühle. Wir betonen, dass die Patienten ein Recht auf ihre Gefühle haben und dass niemand die Gültigkeit ihrer Gefühle infrage stellen darf. Nicht selten machen komplex traumatisierte Patientinnen erstmalig in ihrem Leben die Erfahrung, dass man ihnen gestattet, ihren Gefühlen zu trauen, und diese für gültig hält. *Bei manchen Patientinnen bleibt die Bestätigung ihrer Wahrnehmungen und Gefühle über längere Zeit die wichtigste Form der Intervention.*

Eine respektvolle Einstellung sollte *allen Aspekten der inneren Welt des Patienten* gelten, auch und gerade dann, wenn wir einzelne Seiten, Sichtweisen oder Auffassungen des Patienten innerlich ablehnen oder für unzutreffend halten. Respekt vor allen Aspekten seiner inneren Welt bedeutet nicht, dass wir immer einer Meinung mit ihm sein müssten. Auch wenn wir eine Wahrnehmung unseres Patienten für grob verzerrt halten, validieren wir das mit ihr verbundene subjektive Gefühl als etwas Gültiges.

Auch die Stärkung des Gefühls der Selbstwirksamkeit, d.h. die Stärkung des Gefühls, Einfluss nehmen zu können, statt den Ereignissen ohnmächtig ausgeliefert zu sein, kann dazu beitragen, das Selbstwertgefühl zu verbessern.

Indem wir die Patienten in therapeutische Entscheidungen einbeziehen, sie um ihre Zustimmung oder Erlaubnis bitten, ihnen Wahlmöglichkeiten anbieten und ihre Wahl respektieren, erhöhen wir ebenfalls das Selbstwertgefühl.

In ähnlicher Weise kann das Selbstwertgefühl zunehmen, wenn an die Stelle des immer wieder einsetzenden Gefühls von Sinnlosigkeit ein Gefühl von Kohärenz und Sinnhaftigkeit tritt. Wir vermitteln dies, indem wir deutlich machen, dass wir alle Verhaltensweisen der Patienten im Grundsatz für nachvollziehbar halten, selbst wenn wir sie momentan noch nicht hinreichend in ihrer Sinnhaftigkeit verstehen können.

Gefühl, wertvoll zu sein, unterstützen

Eine Stärkung des Gefühls, wertvoll zu sein, allein weil man existiert, also bedingungslose Akzeptanz sowie die Stärkung von Selbstliebe (Germer et al., 2009), sollte daher bei bindungstraumatisierten Patienten eine vorrangige therapeutische Aufgabe sein. Dabei kann die Arbeit mit Introjekten wichtig werden. Nach unserer Erfahrung kann Selbstliebe auch dadurch entwickelt und gestärkt werden, dass konsequent mit verletzten Teilen fürsorglich umgegangen wird (Reddemann, 2001, 2012). Das heißt, dass wir die Patientin immer wieder dazu ermutigen, sich in Selbstfürsorge zu üben, so gut es geht. Übungen zum freundlicheren Umgang mit sich selbst können ebenfalls unterstützend sein. Wir stellen der Patientin diese Übungen vor und laden sie ein, sie zu erproben. Bei einer Übung bitten wir die Patientin, sich eine Woche lang zu beobachten, wie oft sie mit sich selbst freundlich und wie oft sie mit sich selbst abwertend spricht, und dazu eine Strichliste zu erstellen. Allein dies fördert häufig die Bereitschaft, es mit liebevollen Sätzen zu probieren (Brähler, 2015).

Nonverbale Zeichen der Wertschätzung sind hilfreich

In der Regel vermitteln wir unser Interesse und unsere Wertschätzung nicht nur durch die Art, wie wir mit den Patienten sprechen, sondern auch durch einen wohlwollenden und wertschätzenden Blickkontakt. Doch kann im Einzelfall Respekt und Rücksichtnahme auch durch den Verzicht auf den Blickkontakt zum Ausdruck kommen, wenn wir verstehen, dass dieser von der Patientin als bedrohlich oder beschämend wahrgenommen wird. So erlebte es eine Patientin als besonders hilfreich, dass die Therapeutin in schwierigen Situationen zum Fenster hinausschaute, weil sie sich ansonsten zu sehr beschämt fühlte.

Wichtige Aspekte zur Stärkung des Selbstwertgefühls von Patienten

- wertschätzende Beziehungsgestaltung
- Validierung der inneren Welt der Patienten
- Stärkung des Gefühls der Selbstwirksamkeit
- Patienten in therapeutische Entscheidungen einbeziehen
- zu selbstfürsorglichem Umgang ermutigen

4.4.8 Zusammenfassung

Wir haben bis hierher eine Reihe von Themen angesprochen, die in der Behandlung von komplex traumatisierten Patientinnen – nicht bei allen und nicht jederzeit – von Bedeutung sein können und betrachten die hier besprochenen Themen im Rahmen einer stabilisierenden Arbeit. Es wäre aber irrig anzunehmen, dass man die Phasen hintereinander „abarbeiten" kann.

So kann während der Stabilisierungsphase traumatisches Material auftauchen, das es notwendig machen kann, schon mit dem Konzept der Versorgung verletzter Anteile zu arbeiten, obwohl dieses durchaus neben der stabilisierenden Seite auch konfrontative Aspekte hat. Zum anderen ist es in der im Folgenden zu beschreibenden zweiten Phase, in der es noch konzentrierter um die Bearbeitung von traumatischen Erfahrungen geht, oft notwendig, Interventionen anzubieten, die auf Stabilität hinarbeiten. Wir gehen davon aus, dass die zuvor angesprochenen Themen immer wieder auftauchen können und der Würdigung bedürfen.

Konzepte zur Behandlung von Konfliktpathologien führen leicht zu Fehlschlägen

Viele Fehlschläge in der Behandlung von traumatisierten Patientinnen haben nach unserer Erfahrung damit zu tun, dass zu ihrem Verständnis Konzepte herangezogen werden, die mit Konfliktpathologien zusammenhängen. Dadurch fühlen sich die Patientinnen oft grob missverstanden und abgelehnt, was nicht im therapeutischen Interesse liegen kann. Die aus der Erfahrung von sexualisierter Gewalt, Vernachlässigung und Gewalt resultierenden Schutzmechanismen, die zur Gewohnheit dieser Patienten werden können, fordern uns heraus, andere Konzepte zur Verfügung zu stellen als die aus der Konfliktpathologie vertrauten. Wir sind davon überzeugt, dass die neueren Konzepte zum Verständnis der Folgen von Traumatisierungen ein Gewinn sind. Dabei helfen uns vor allem die neuesten Erkenntnisse der Bindungsforschung und Entwicklungspsychologie sowie einige Befunde der Neurobiologie. Die wichtigste Erkenntnis scheint uns zu sein, dass traumatische Erfahrungen die Anatomie und Physiologie des Nervensystems nachhaltig verändern können und dass diese sich nicht in erster Linie durch Einsicht, sondern durch neue Erfahrungen wandeln können. *Therapie wird daher zu einem neuen Erfahrungsraum, mit dessen Hilfe sich Einsichten und neues Verhalten entwickeln können* (Roth, 2015).

Die vielen Facetten der Probleme komplex traumatisierter Patientinnen benötigen nach unserer Meinung mehr als die Konfrontation mit den traumatischen Erfahrungen, wenngleich auch diese einen wichtigen Stellenwert hat. In jedem Fall ist sorgfältig abzuwägen, ob die Patientin über ausreichende Stabilität verfügt, den schmerzhaften Affekten gewachsen zu sein. Unter psychodynamischen Gesichtspunkten ist es daher notwendig, malignen Introjekten bei traumatisierten Patientinnen ausreichend Aufmerksamkeit entgegenzubringen.

4.5 Traumaexposition (Erinnerungsarbeit) (Phase 2)

4.5.1 Voraussetzungen

Traumakonfrontation kann hilfreich sein, darf aber nicht überschätzt werden; sie kann auch schaden

Im Folgenden beschreiben wir die Grundzüge einer schonenden Traumabegegnung (Konfrontation). Wir gehen davon aus, dass komplex traumatisierte Patienten mit relativ günstigen Bindungserfahrungen von Traumakonfrontation profitieren können, solche mit desorganisierter Bindungserfahrung aber eher nicht; sie könnte für diese Gruppe sogar schädlich sein (Courtois & Ford, 2009).

Unter Traumabearbeitung im engeren Sinne verstehen wir *eine detaillierte Auseinandersetzung mit einer traumatisierenden Erfahrung als eine wohldosierte Konfrontation* mit den traumatischen Szenen. Sie hat das Ziel, die traumatischen Erfahrungen wieder erlebbar werden zu lassen, um sie so in die Gesamtpersönlichkeit *integrieren* zu können (Reddemann, 2012).

Die in der zweiten Phase der Therapie notwendige traumatherapeutische Integrationsarbeit lässt sich behandlungstheoretisch weder mit einem konfliktorientierten noch mit einem strukturorientierten psychodynamischen Vorgehen ausreichend beschreiben. Es wurde daher vorgeschlagen, neben dem Konflikt- und Strukturmodell ein weiteres psychodynamisches Theoriemodell einzuführen, das „Assoziationsmodell" genannt werden könnte. Es soll den Prozess der Assoziation und Repräsentation psychischer Inhalte beschreiben, die infolge hoch belastender Beziehungserfahrungen dissoziiert wurden. Mit ihm soll eine Grundlage für die Integration therapeutischer Interventionen zur Behandlung der genannten klinischen Situationen in die psychodynamische Behandlungstheorie geschaffen werden (Wöller, 2016).

Um traumaaufdeckend arbeiten zu können, müssen die folgenden Bedingungen gegeben sein:

- Die wichtigste Voraussetzung ist eine hinreichende *Stabilität* der Patientin. Stabilität verstehen wir in erster Linie als Alltagsstabilität, d. h., die Patientin muss in der Lage sein, ihren Alltag hinreichend gut zu bewältigen. So sollte keine akut behandlungsbedürftige psychiatrische Symptomatik vorhanden sein, die so ausgeprägt ist, dass die Alltagsbewältigung nicht gelingt. Dies wären z. B. schwere depressive Episoden, generalisierte Angstzustände und vor allem akut behandlungsbedürftige psychotische Störungen mit Verkennung der Realität.

- Es darf *kein anhaltender Täterkontakt* bestehen. Unterhält eine traumatisierte Patientin – in der Regel gegen therapeutischen Rat – aktuell weiterhin Kontakt zu einem früher traumatisierenden Elternteil oder zu einem anderen Schädiger, sollte eine Traumakonfrontation nicht erfolgen. Ein traumakonfrontatives Vorgehen hat auch dann erhebliche Risiken, wenn die Misshandlungen oder Übergriffe der Vergangenheit angehören. Der innere Konflikt zwischen Bindungswünschen und Hassgefühlen würde durch die traumakonfrontative Behandlung in solcher Weise aktualisiert werden, dass mit einer Verschlechterung des Befindens anstelle einer Entlastung gerechnet werden müsste. Es mag Ausnahmen geben, wenn beispielsweise ein Täter seine Schuld eingestanden und Versöhnung stattgefunden hat. Diese Fälle sind nach unserer Erfahrung so selten, dass die generelle Warnung vor Traumakonfrontation bei bestehendem Täterkontakt aufrechterhalten werden sollte.

Anhaltender Täterkontakt stellt eine Kontraindikation für Traumakonfrontation dar

- Es sollte eine umfassende *Diagnostik dissoziativer Symptombelastung* vorliegen. Das Vorliegen dissoziativer Symptome schließt ein traumakonfrontatives Vorgehen nicht grundsätzlich aus. Besonders bei schweren dissoziativen Symptomen erfordert die Durchführung der Traumakonfrontation jedoch erhebliche Vorbereitungen und besondere Umsicht und Erfahrung. Sie ist mit nicht geringen Risiken behaftet, wenn sie von weniger erfahrenen Therapeuten durchgeführt wird. Als Folge einer unkontrollierten Durchbrechung der dissoziativen Barriere mit Überflutung durch neu auftauchende traumatische Erinnerungen kann es zu schwerer psychischer Dekompensation bis hin zur Suizidalität kommen. Aus diesem Grund sprechen wir bei *schweren dissoziativen Zuständen* von einer *relativen Kontraindikation* für ein traumaaufdeckendes Vorgehen. *Traumaarbeit mit dissoziativen Patientinnen gehört in die Hand sehr erfahrener und auf diese Störungsbilder spezialisierter Traumatherapeuten.* Auf einige Möglichkeiten der Dissozationsdiagnostik sind wir in Kapitel 3.3 eingegangen.

Schwere dissoziative Symptombelastung ist eine relative Kontraindikation für Traumakonfrontation

Nach unseren Ausführungen zur stabilisierenden Arbeit dürfte deutlich geworden sein, dass Patientinnen in der Lage sein sollten, sich angesichts der wiederbelebten traumatischen Affekte kognitiv und/oder imaginativ selbst zu stabilisieren und sich selbst Trost spenden zu können. Dies ist deshalb unverzichtbar, weil auch damit gerechnet werden muss, dass es während der Traumaexposition statt zu der angestrebten therapeutischen Integration zu einer erhöhten Belastung kommt. Praktisch bedeutet dies, dass sich die Fähigkeit, sich selbst wieder zu stabilisieren, sehr gut beherrscht werden sollte. Vor allem sollte die Beruhigung verletzter States z. B. mittels hilfreicher Imaginationen möglich sein.

Andererseits sollten Therapeuten zum Zeitpunkt einer vertieften Traumabearbeitung nicht zu abhängig von stabilisierenden Interventionen sein. Wir denken nicht, dass in dieser Phase der Therapie eine solche Abhängigkeit durch den Therapeuten im Sinne eines „primum non nocere“ noch vertretbar ist.

Längeren Termin für Traumabearbeitung vorsehen

Wir empfehlen für die eigentliche Traumaarbeit einen längeren Termin, etwa eine Doppelsitzung, damit die Szene in Ruhe durchgearbeitet werden kann. Mehr als eine traumatische Erfahrung sollte in einer Sitzung in aller Regel nicht durchgearbeitet werden. Bei der Bearbeitung traumatischen Materials soll die Patientin die Kontrolle darüber behalten, welche traumatischen Erinnerungen sie bearbeiten und wie schnell und intensiv sie dies tun will.

Traumakonfrontation nur mit ausdrücklichem Einverständnis der Patientin

Wir können nicht genug betonen, dass jede Traumabearbeitung das *ausdrückliche Einverständnis der Patientin* notwendig macht. Dazu ist eine *ausführliche Aufklärung* erforderlich. Die Patienten sollen alle uns verfügbaren Informationen über die traumabearbeitende Methode und ihre Wirkungsweise erhalten und die Möglichkeit haben, Fragen zu stellen. Wir weisen sie darauf hin, dass die Durcharbeitung in der Regel belastend ist und dass es nach der Beendigung der Sitzung und an den darauffolgenden ein bis zwei Tagen zu einem spontanen Nachprozessieren kommen kann, das mit einer vorübergehenden Verschlechterung des Befindens einhergeht.

Vor allem sollten sie wissen, dass neue Erinnerungen auftauchen könnten, die irritierend sein können. Dies gilt vor allem, wenn Teile der zu bearbeitenden traumatische Szene der Dissoziation unterliegen. Die Information, dass die Patienten, anders als z. B. in der Hypnose, während der gesamten Sitzung die Kontrolle über den Prozess behalten und ihn nötigenfalls auch anhalten können, wirkt in der Regel beruhigend.

Für die Erinnerungsarbeit kommen verschiedene Traumaexpositionstechniken in Betracht. Zunächst wollen wir die von Reddemann (2012) entwickelte Beobachtertechnik vorstellen. Dann sollen Möglichkeiten der Anwendung des EMDR (Eye Movement Desensitization and Reprocessing) besprochen werden, das in der Behandlung der „einfachen“ Posttraumatischen Belastungsstörung (im Sinne der ICD-10) als evidenzbasierte Methode gilt (Bisson et al., 2007; Flatten et al., 2011), in der Behandlung der Komplexen Posttraumatischen Belastungsstörung jedoch verschiedener behandlungstechnischer Modifikationen bedarf.

Voraussetzungen für ein traumabearbeitendes Vorgehen

- Stabilität der Patientin
- kein anhaltender Täterkontakt
- umfassende Diagnostik dissoziativer Symptomatik
- Aufklärung und ausdrückliches Einverständnis der Patientin

4.5.2 Beobachtertechnik

Die von Reddemann (ausführlich 2012) entwickelte Beobachtertechnik stellt den Patientinnen eine Methode zur Verfügung, mit deren Hilfe sie traumatische Szenen aus einer beobachtenden Distanz heraus bearbeiten können, ohne sie noch einmal in voller Intensität durchleiden zu müssen. Sie können alte Belastungen sehr genau wahrnehmen, ohne durch sie überflutet oder gar retraumatisiert zu werden.

Die Beobachtertechnik trägt dem von Freud (1937) formulierten Hinweis Rechnung, dass die Psychoanalyse nur bei Patienten durchzuführen sei, bei denen ein sogenanntes „Normal-Ich" angenommen werden kann. Dieses Normal-Ich ist fähig, sich beim Erleben zu beobachten, es verfügt also über eine gewisse Distanzierungs- und Desidentifikationsfähigkeit, was regressive Prozesse angeht. Traumatisierten Menschen mit einer komplexen Traumafolgestörung steht diese Fähigkeit im Allgemeinen spontan nicht zur Verfügung, obwohl Dissoziation eine gewisse Distanzierung zur Folge hat. Unser Bemühen geht daher dahin, die Patientinnen zu ermutigen, sich *bewusst* in Desidentifikation zu üben, also zu lernen, sich selbst freundlich, aber mit ausreichender innerer Distanz zu beobachten. Dies wird während der Stabilisierungsphase eingeübt. Man könnte auch sagen, es handele sich um eine gesunde, da bewusste Form der Dissoziation. Die Vorstellung eines inneren Beobachters erlaubt es den Patientinnen, sich von der Betrachtung traumatischer Szenen so weit zu distanzieren, dass der Prozess für sie aushaltbar und nicht überflutend ist. Überflutung ist nach unserer Erfahrung retraumatisierend und schädlich.

Vorgehen bei der Beobachtertechnik

Die Beobachtertechnik kann auch bei Patientinnen mit einer weniger stabilen Abwehrorganisation eingesetzt werden, da hier verschiedene strukturierende Elemente genutzt werden. So werden zunächst Anfang und Ende der zu bearbeitenden Szene festgelegt. Das traumatisierte Ich und mögliche andere traumatisierte Ichs sollten sich am sicheren Ort mit dem „inneren Helfer" befinden. Nur wenn ein innerer Beobachter verfügbar ist, werden sodann Handlungen, Kognitionen, Emotionen und Körperempfindungen – entsprechend dem sogenannten BASK-Modell[3] nach Braun (1988) – aus der Beobachterperspektive genau erfasst. Immer wieder ist daran zu erinnern, dass die Patientin ein Gefühl der Sicherheit in der therapeutischen Beziehung haben muss.

Zu dieser Vorgehensweise gehört schließlich auch eine *Phase des inneren Tröstens,* die durch eine von Mitgefühl getragene Haltung der Therapeutin angeregt wird. Wir gehen davon aus, dass das alleinige Durcharbeiten der traumatischen Erfahrung nicht ausreichend ist. Denn es ist bekannt, dass diejenigen Menschen sich am besten von traumatischen Erfahrungen erholen, die danach Mitgefühl und Trost erfahren haben.

---

3 BASK ist ein Akronym für *B*ehavior, *A*ffect, *S*ensation und *C*ognition.

Zeit zum Abklingen des Schmerzes einplanen

Es sollte daher im Anschluss an die Erinnerungsarbeit ausreichend Zeit zur Verfügung stehen, um den wiedererlebten Schmerz abklingen zu lassen, Zeit, während der die erwachsene Patientin den verletzten und misshandelten Teil tröstet. Keine traumabearbeitende Sitzung sollte beendet werden, ohne dass das verletzte jüngere Ich getröstet und liebevoll versorgt wurde. Wir nennen das imaginative Nachbeelterung, Bezug nehmend auf Ferenczi (1932/1999), der diese Technik als erster, allerdings ohne Imagination, erprobt hatte. Da er die Nachbeelterung selbst anbot, war es nicht verwunderlich, dass die Patientinnen immer abhängiger von ihm wurden. Die imaginative Nachbeelterung ist ein Akt der Selbstfürsorge und des Selbstmitgefühls und führt daher nicht zur Abhängigkeit vom Therapeuten.

Nicht bearbeitetes Material in inneren Tresor legen

Wir achten darauf, dass noch nicht durchgearbeitetes traumatisches Material am Ende einer Sitzung in einen *„inneren Tresor"* gelegt und verschlossen wird, damit traumatische Erinnerungen nicht in den Alltag hineinwirken. Als besonders wirksam hat sich auch gezeigt, dass die Versorgung aller verletzten Anteile – falls möglich – einen sehr guten Schutz bietet.

Voraussetzungen für die Traumaexposition (Erinnerungsarbeit) mittels innerem Beobachter

- die Therapeutin sollte sich zunächst vergewissern, ob Selbstberuhigung und positive innere Bilder (sicherer Ort, innere Helfer) verfügbar sind
- die Patienten sollten über einzelne Schritte der Traumabearbeitung genau informiert sein
- das BASK-Modell und die Fähigkeit zur Distanzierung mittels „innerem Beobachter" müssen verfügbar sein
- die Patientin muss in der Lage sein, jüngere verletzte Anteile zu trösten
- die Patientin muss die Kontrolle über den Prozess behalten können

Fallbeispiel

Nach 30 Sitzungen stabilisierender Psychotherapie, in denen es vor allem um die Wahrnehmung von Emotionen und Affekten und deren Regulation, um das Verständnis und die Versorgung verletzter Anteile – denn die Patientin hatte durch den Vater jahrelang sexualisierte Gewalt erlebt – sowie um die Erarbeitung vieler Ressourcen ging, äußerte die Patientin den Wunsch, eine Erfahrung detailgenau zu erarbeiten. Die Therapeutin hatte den Eindruck ausreichender Stabilität der Patientin und stimmte zu. Zur Vorbereitung vergewisserte sich die Patientin, dass alle verletzten jüngeren Ichs gut versorgt und in Sicherheit waren. Mit ihrem inneren Beobachter hatte sie bereits häufiger gearbeitet, ihn auch im Alltag genutzt, um sich in für sie schwierigen Situationen zu distanzieren. Sie umschrieb die Szene grob und schätzte die Belastung der Erfahrung auf einer Skala von 0 bis 10 (0 = überhaupt nicht belastend, 10 = extrem belastend) bei 10 ein. Wenn sie daran denke, habe sie starke Schmerzen im Unterleib, aber auch in der Herzgegend. Sie würde gerne über sich denken, dass sie es überlebt habe, aber wenn sie sich auf die Erinnerung einlasse, sei es, als wäre sie wieder mittendrin.

Aus der Beobachterperspektive und mit Orientierung am BASK-Modell (Braun, 1988), also mit genauer Beachtung der Affekte, des Körpererlebens, der Kognitionen und der Handlungen von Moment zu Moment der damaligen Erfahrung, konnte das traumatische Erleben detailliert durchgearbeitet werden.

Die Patientin erlebte vor allem ihre Gefühle teilweise intensiv, teilweise distanziert und nutzte aufgrund ihrer bisherigen Erfahrungen die Distanzierungsmöglichkeiten mithilfe des Beobachters geschickt. Am Ende des Durcharbeitens hatte sie eine ganze Reihe von Erkenntnissen, die ihr zuvor nicht zur Verfügung gestanden hatten. So wurde ihr auch klar, dass sie sich mit allen Kräften einer Fünfjährigen gewehrt hatte, der Vater sich darüber aber brutal hinweggesetzt hatte. Nach der Durcharbeitung dieser Szene spürte sie das Bedürfnis, genauer nach der Mutter zu schauen, und erkannte, dass diese zwar in der Situation nicht anwesend gewesen war, aber danach in das Kinderzimmer gekommen war und sich verhalten hatte „als sei nichts geschehen". Das verstörte Kind hatte sie nicht zur Kenntnis genommen.

Die Therapeutin begleitete diesen Prozess des Durcharbeitens dadurch, dass sie achtsam dabei war, aber ohne einzugreifen oder zu kommentieren, um die Patientin nicht aus der von ihr gewählten Distanz herauszuholen. Schließlich erreichte die Patientin den von ihr zu Beginn der Arbeit festgelegten Moment des Aufhörens, hielt diesen auf Nachfrage der Therapeutin immer noch für richtig, sodass die Therapeutin sich jetzt einen Kommentar erlaubte: „Das war entsetzlich! Was braucht Ihr kleines Mädchen, was es schon immer gebraucht hätte?"

Erst jetzt, nach Aufhebung der distanzierten Betrachtung des Geschehens, begann die Patientin zu weinen. „Ja, das war entsetzlich. Es war ja alles noch viel schlimmer, als ich es bisher wusste. Gut, dass die Kleine ganz erstarrt ist, das hat ihr geholfen, das konnte ich sehen. Ich möchte sie in den Arm nehmen." „Vielleicht fragen Sie sie, ob ihr das Recht ist?" „Ja, sie möchte das." Längere Zeit ist die Patientin ganz bei ihrem kleinen Mädchen, erzählt, dass sie sie hält, dass es jetzt vorbei ist. Sie sagt ihr auch, dass es gut war, ganz zu erstarren, und dass der Vater das, was er getan hat, nicht hätte tun dürfen. Sie berichtet, dass das Kind ihr aufmerksam zuhöre, immer wieder weine. Aber als sie gesagt habe, dass der Vater das nicht hätte tun dürfen, habe sie sie erstaunt angeschaut und dann ein bisschen gelächelt.

Die Therapeutin fragt mehrfach, was die Kleine noch braucht, und die Patientin beschäftigt sich intensiv damit, wie sie sie beruhigen kann. Schließlich sagt sie, die Kleine sei jetzt zufrieden und wolle spielen. Es ist der Patientin anzumerken, dass sie sich nach und nach entspannen kann.

Abschließend fragt die Therapeutin die Erwachsene, was sie brauche. Die Patientin entscheidet sich, sich selbst für eine Weile in der Vorstellung am sicheren Ort aufzuhalten und mittels ihrer Helferwesen Kraft und Ruhe zu tanken. Danach erklärt sie, die Belastung, wenn sie an das Ereignis denke, sei bei „1", und sie nehme an, dass sie auf „0" absinken könne, wenn sie sich weiter vergewissere, dass es der Kleinen jetzt gut gehe.

Nach knapp 100 Minuten kann die Sitzung beendet und ein Telefontermin für den kommenden Tag verabredet werden.

Kommentar: Manche Leserinnen wird die Vorgehensweise befremden, da nicht nur nicht an der Übertragung gearbeitet wird, sondern die Therapeutin relativ wenig interveniert. Es ist hervorzuheben, dass dies deshalb möglich ist, weil die Patientin optimal darauf vorbereitet ist, sich sich selbst zuzuwenden. Es wird gelegentlich auch bezweifelt, dass das Durcharbeiten der traumatischen Situation auf eher distanzierte Weise hilfreich sein könne. Wir gehen davon aus, dass es die Patientin selbst sein sollte, die bestimmt, wie intensiv sie sich auf ein Wiedererleben einlässt, dass sie aber in jedem Fall die Sicherheit braucht, den Prozess steuern zu können. Dazu hat sie sich das Handwerkszeug einer beobachtenden Haltung erarbeitet.

Abschließende Phase des Tröstens und Versorgens einplanen

Wichtig ist uns auch die abschließende Phase des Tröstens und Versorgens, der wir sehr viel Zeit geben. Hier findet also eine imaginative *Nachbeelterung auf der inneren Bühne* statt. Bisherige qualitative Studien (Abilgaard et al., 2015) sowie die klinische Erfahrung zeigen, dass diese Art der Auseinandersetzung mit dem Trauma schonend und nachhaltig wirksam ist.

Fallbeispiel

Die Behandlung beinhaltete noch weitere traumakonfrontierende Sitzungen mit anschließender Restabilisierung. Auch der Tod der Mutter wurde sehr detailliert durchgearbeitet, auch hier teilweise mithilfe der Beobachterperspektive.

Nach jeder traumakonfrontierenden Sitzung wurde darauf geachtet, dass die Patientin wieder vollständig im Hier und Jetzt verankert war und sich um ihre Alltagsaufgaben gut kümmern konnte. Schon aus diesem Grund halten wir es für geboten, genügend Zeit zwischen einzelnen traumabearbeitenden Sitzungen zu lassen. Werden diese zu rasch hintereinander durchgeführt, besteht das Risiko, dass die Patientinnen ganz in ihrer schmerzhaften Vergangenheit versinken.

Vorgehen mittels der Beobachtertechnik

Voraussetzungen:

- Mit dem inneren Beobachter/der inneren Beobachterin bzw. dem beobachtenden Teil vertraut sein.
- Die imaginativen Übungen „innerer sicherer Ort“, „innere Helfer“ bzw. „ideale Eltern“ und „Tresor“ sollten beherrscht werden.

Vorbereitende Schritte:

- Die traumatische Situation benennen.
- Klären: Womit beginnt das belastende Ereignis, womit endet es?
- Gegebenenfalls den subjektiven Belastungsgrad (SUD-Skala[4]) klären.
- Body-Check: Prüfen, wieweit traumabezogene negative Körperempfindungen vorhanden sind.
- *Merke: Wir bearbeiten immer einen „alten Film“, das Ereignis findet nicht jetzt statt.*
- Klären, ob andere jüngere oder ältere Ichs von diesem Trauma betroffen sein könnten. Das geht am besten mithilfe der Vorstellung eines Lebenspanoramas oder auch einer Lebenslinie.
- *Alle erlebenden Teile* an den sicheren Ort bringen bzw. einladen, dorthin zu gehen.
- Auch das „erlebende Ich“ von heute sollte am sicheren Ort sein.
- Gegebenenfalls bleibt das am Trauma beteiligte Ich weit entfernt dabei und schaut von Weitem zu, z. B. vom sicheren Ort aus. (Manche Patienten haben sonst das Gefühl, dass sie das Trauma sonst nicht integrieren können.)

Konfrontation:

- Der beobachtende Teil und das handelnde – erzählende – Ich von heute arbeiten zusammen, d. h. der beobachtende Teil vermittelt dem erzählenden Ich von heute, was er beobachtet, und zwar sowohl die Erfahrungen des Körpers, die Gedanken, die Bilder und die Gefühle (vgl. BASK-Modell: z. B. „das Kind wird geschlagen, sein Rücken tut weh, es ist traurig und verzweifelt und denkt: „Ich habe es verdient!“ usw.).
- Die Therapeutin achtet darauf, dass alle Bereiche des seelischen Erlebens vom erwachsenen Ich von heute mithilfe des beobachtenden Teils wahrgenommen werden, und fragt ggf. nach.

4 Die SUD-Skala („Subjective Units of Distress Scale“, Wolpe, 1969) ist eine Skala zur Erfassung der subjektiven Stressbelastung. „0“ bedeutet keine, „10“ maximale Stressbelastung.

- Die Therapeutin achtet darauf, dass alle erlebenden Teile in Sicherheit bleiben. Sollte das nicht der Fall sein, bemerkt man es meist an der Physiologie (Angstzeichen). Sie sollte es ansprechen und behilflich sein, dass erlebende Teile wieder in Sicherheit gebracht werden.
- *Ausnahme: Wenn es zu Trauer und/oder Wutreaktionen, ggf. auch zu körperlichen Reaktionen wie Zittern kommt, dann handelt es sich nicht um ein traumaassoziiertes Geschehen, sondern um eine Traumaverarbeitung. Die Traumaverarbeitung sollte behutsam gefördert werden, d. h. die Reaktionen sollten ggf. durch Beobachten gemildert werden, denn Überflutung ist zu vermeiden.*

Trostphase:

- Wenn das Trauma durchgearbeitet erscheint, klären, ob das Trauma wirklich „ganz" durchgearbeitet ist. (Manchmal erscheint es der Therapeutin so, als sei das der Fall, aber die traumatisierende Erfahrung kann doch länger gedauert haben. Zum Beispiel wird ein Kind von einem Fremden misshandelt und anschließend, wenn es nach Hause kommt und davon erzählt, wird es von den Eltern gestraft oder verlacht o. Ä.)
- Und erst dann *fragen, was das verletzte jüngere Ich jetzt braucht, das es damals gebraucht hätte*, und von wem dies gegeben werden kann (z. B. vom Ich von heute, von inneren Helfern oder idealen Eltern). Die Bedürfnisse des verletzten Ich werden imaginativ befriedigt. Zeit lassen!
- In der Trostphase geht es um Trost, aber auch um kognitive Nachbeelterung, d. h. um jegliche Art von Nachbeelterung, die gebraucht wird!
- Klären, was die erwachsene Person im Laufe des Tages für sich zur Stärkung und zum Trost tun kann, welche Hilfe sie aktivieren kann.
- Noch in derselben oder in der folgenden Sitzung den Grad der Belastung erneut einschätzen. Nicht selten geht die Belastung stark zurück. Bei chronisch Traumatisierten kann man das allerdings in der Regel nicht erwarten, es sei denn, es wäre das letzte Trauma. Auch erneut zum Body-Check einladen.

4.5.3 Hinweise zur Anwendung von EMDR bei komplex traumatisierten Patientinnen

Alternativ zur Beobachtertechnik kann auch die traumatherapeutische Methode EMDR (Eye Movement Desensitization and Reprocessing; Shapiro, 2013) zur Traumakonfrontation in Betracht gezogen werden.

EMDR-Standardprotokoll

Das *Standardprotokoll* des EMDR sieht (nach einleitenden und vorbereitenden Phasen) vor, dass die Patientin gebeten wird,

- eine traumatische Erfahrung zu benennen, die sie bearbeiten will – bei mehrfachen traumatische Erfahrungen in der Regel die erste oder die schlimmste Erinnerung,
- den subjektiven Belastungsgrad beim Gedanken an diese traumatische Erfahrung anzugeben,
- eine bildhafte Szene auszuwählen, die die traumatische Erfahrung am stärksten repräsentiert,
- die mit der traumatischen Erinnerung verbundene generalisierte negative Überzeugung über die eigene Person (negative Kognition) und die entsprechende entgegengesetzte positive Kognition zu ermitteln,
- das mit der traumatischen Erinnerung verbundene Gefühl und das entsprechende negative Körpergefühl anzugeben.

Bei dem eigentlichen EMDR-Prozess wird die Patientin aufgefordert, das traumatische Erinnerungsbild, die negative Kognition und das zugehörige Körpergefühl zu fokussieren, während die Therapeutin unter Beachtung des subjektiven Erlebens der Patientin und ihrer Körperempfindungen aufeinanderfolgend Sets von 20 bis 30 seitenalternierenden Augenbewegungen (bilaterale Stimulationen) appliziert. Alternativ können auch seitenalternierende akustische oder Berührungsstimulationen (Tapping) verwendet werden.

Der EMDR-Prozess wird so lange fortgesetzt, bis die beim Gedanken an die traumatische Erfahrung auftretende subjektive Belastung nicht mehr oder nur noch geringfügig vorhanden und der Wahrheitsgehalt der positiven Kognition beim Gedanken daran maximal angestiegen ist. Abschließend werden noch aktuelle Triggersituationen prozessiert. Die positive Kognition wird mit wenigen langsamen Augenbewegungen verankert.

Wie erwähnt, kann EMDR zwar als evidenzbasiertes Verfahren für die Posttraumatische Belastungsstörung im Sinne der ICD-10 und auch des DSM-5 angesehen werden (Bisson et al., 2007; Flatten et al., 2013). Doch kann diese Evidenzbasierung nicht ohne Weiteres auf die Komplexe Posttraumatische Belastungsstörung übertragen werden.

Ausreichende Stabilität ist Voraussetzung für Anwendung von EMDR

Da inzwischen EMDR in der Richtlinienpsychotherapie mit psychodynamischen Verfahren kombiniert werden kann, werden sicher viele Kolleginnen darauf zurückgreifen wollen. Daher möchten wir darauf hinweisen, dass EMDR als traumaverarbeitende Methode bei komplexen Traumafolgestörungen infrage kommen kann, jedoch unbedingt auf ausreichende Stabilität der Patientinnen und auf die Art der Erinnerungsverarbeitung zu achten ist.

Der EMDR-Prozess kann wirksam sein, jedoch ist zu berücksichtigen, dass Patientinnen während des Prozesses relativ wenig Kontrolle über das, was innerlich geschieht, haben. Das heißt, sie müssen in der Lage sein, extrem schmerzhafte Emotionen, Affekte und Körpererleben zuzulassen, ohne zu dissoziieren. Bei unsachgemäßer Anwendung besteht sonst die Gefahr einer therapeutisch induzierten Retraumatisierung. Ohne gründliche Fortbildung in EMDR sollte diese Methode auf keinen Fall angewandt werden. Zur Vertiefung empfehlen wir Hofmann (2009) sowie Shapiro (2013).

Wir wollen an dieser Stelle einige Hinweise geben, auf welche Weise EMDR auch beim Vorliegen einer Komplexen Posttraumatischen Belastungsstörung angewendet werden kann.

EMDR-Standardprotokoll nur bei gut abgrenzbaren und klar erinnerbaren Traumatisierungen

Das *klassische Standardprotokoll* des EMDR sollte nach unserer Auffassung nur dann angewendet werden, wenn sich die Erinnerungen auf traumatische Ereignisse beziehen, die *gut abgrenzbar* sind und *einen Anfang und ein Ende haben*, wenn die Traumatisierungen nicht zu umfangreich sind und wenn *klare Erinnerungen* an das zu bearbeitende traumatische Ereignis vorliegen, d. h. wenn die traumatischen Erinnerungen nicht oder nicht zu stark durch dissoziative Mechanismen verändert sind.

Tatsächlich liegt bei chronischen Traumatisierungen aus der Kindheit häufig eine andere Situation vor:

- Besonders wenn die Traumatisierungen sehr umfangreich sind, lassen sie sich in der Erinnerung *nicht so abgrenzen, dass von einem klaren Anfang und Ende gesprochen werden kann.* Stattdessen sind sie oft eingebettet in eine nahezu ununterbrochene Abfolge traumatischer Einflüsse, die in einer Atmosphäre emotionaler Vernachlässigung auf das sich entwickelnde Kind einwirken. Bei Anwendung des EMDR-Standardprotokolls muss damit gerechnet werden, dass die Patienten während des EMDR-Prozesses von einer traumatischen Erinnerung in die nächste gelangen, ohne dass genügend ressourcenreiches Erinnerungsmaterial vorhanden ist, an das die traumatischen Erinnerungen assoziiert werden könnten. EMDR-Sitzungen können dadurch nicht nur unverhältnismäßig belastend, sondern auch ineffektiv oder gar schädigend werden.
- Zum anderen sind die Erinnerungen an die traumatischen Erfahrungen als Folge dissoziativer Mechanismen unscharf oder fragmentarisch. Hier besteht bei unreflektierter Anwendung des EMDR-Standardprotokolls die Gefahr, dass unter der Behandlung mit EMDR die dissoziative Barriere durchbrochen wird und es zu einer Überflutung mit traumatischen Erinnerungen kommt.

Dennoch ist nach unserer Auffassung auch unter diesen Bedingungen eine Traumakonfrontation mit EMDR möglich, wenn behandlungstechnische Modifikationen vorgenommen werden. Mehrere Möglichkeiten bieten sich an:

Umgekehrtes Standardprotokoll

- Das *„umgekehrte Standardprotokoll"* (Hofmann, 2011) sieht – im Gegensatz zum „klassischen" Standardprotokoll, bei dem die Traumabearbeitung mit der ersten oder der am stärksten belastenden Traumaerinnerung beginnt und dann zu Traumatisierungen der jüngeren Vergangenheit und der Gegenwart übergeht – vor, mit den belastenden Situationen der Gegenwart zu beginnen und von dort zu den Traumen der jüngeren und, wenn möglich, auch der weiter zurückliegenden Vergangenheit fortzuschreiten. Die belastenden Situationen der Gegenwart und die Traumen der jüngeren Vergangenheit sind in der Regel besser abgrenzbar und klarer erinnerbar als die weiter zurückliegenden Traumen. Gleichwohl fordert auch das „umgekehrte Standardprotokoll", dass der Alltag gut bewältigt werden kann und dass die Patientin in der Lage ist, positive Erinnerungsbilder oder Imaginationen als Ressourcen zu nutzen.

- Wenn auch nach umfangreicher Ressourcenaktivierung noch keine verlässliche Stabilität hergestellt werden kann oder die Erinnerung an das traumatische Erleben durch dissoziative Symptome unklar oder fragmentiert ist, empfehlen wir die Traumaexposition *vorsichtig dosiert und fraktioniert* vorzunehmen. Dies kann z. B. bedeuten, dass die Zeitdauer der Traumakonfrontation innerhalb einer Therapiesitzung verkürzt und die konfrontative Arbeit in einzelne Abschnitte aufgeteilt wird. Während der Intervalle zwischen den Expositionen kann die Patientin durch intensivierte Ressourcenarbeit auf den jeweils nächsten Abschnitt der Traumakonfrontation vorbereitet werden. Weiterhin können Distanzierungstechniken während der Traumaexposition eingesetzt werden, um nicht zum Prozessieren geeignete Traumaerinnerungen mithilfe der „Tresortechnik" „wegzupacken", oder es können Ressourcenbilder aktiviert und in die zu bearbeitende traumatische Szene eingearbeitet werden. Wie beim „umgekehrten Standardprotokoll" sollte mit Traumatisierungen der jüngeren Vergangenheit und der Gegenwart begonnen werden (Wöller, 2003; Wöller & Hofmann, 2013).

Fraktionierte Traumaexposition bei labiler Emotionsregulierung und unscharfer Traumaerinnerung

- Schließlich können sogenannte *„Pendeltechniken"* (Fine & Berkowitz, 2001; Knipe, 2011; Levine, 1998) in Betracht gezogen werden, bei denen eine *maximale Ressourcenaktivierung mit einer ultrakurzen Traumakonfrontation kombiniert* wird. Wir fordern die Patientin auf, eine Ressourcenvorstellung möglichst lebendig zu imaginieren und das zugehörige positive Körpergefühl zu spüren. Erst wenn die Patientin den Ressourcenzustand in ausreichendem Maße erreicht hat, bitten wir sie, sich zunächst nur für eine oder wenige Sekunden auf das vorher festgelegte traumatische Erinnerungsbild zu konzentrieren. Die Therapeutin achtet darauf, dass die vereinbarte Expositionszeit nicht überschritten wird. Anschließend soll die Patientin wieder den Ressourcenzustand aktivieren. Ist dieser erreicht, kann die Therapeutin in Absprache mit der Patientin die Expositionszeit gegenüber dem traumatischen Material vorsichtig steigern. In stetigem Pendeln zwischen Ressourcenaktivierung und kurzer Traumaexposition kommt es in der Regel zu einem Rückgang der subjektiven Belastung durch das traumatische Erinnerungsbild (Wöller & Hofmann, 2013).

Pendeltechniken

Einsatz von EMDR bei Komplexer Posttraumatischer Belastungsstörung

- EMDR-Standardprotokoll nur bei belastbarer Stabilität und bei klaren sowie abgrenzbaren Traumaerinnerungen anwenden
- „umgekehrtes Standardprotokoll“ bei umfangreicheren und weniger gut abgrenzbaren Kindheitstraumatisierungen, jedoch gut abgrenzbaren Traumatisierungen der jüngeren Vergangenheit ohne dissoziative Symptomatik
- fraktioniertes Prozessieren und „Pendeltechniken“ bei noch labiler Emotionsregulierung und bei dissoziativ veränderten Traumaerinnerungen

4.6 Die Phase des Trauerns und Neubeginnens (Phase 3)

Insbesondere dann, wenn man mit wichtigen anderen Personen Erfahrungen gemacht hat, die mit Verrat und Zufügen von Leid zusammenhängen, ist es gewiss nicht leicht, dies zu akzeptieren. Manche Patientinnen lehnen das auch ab. Wir sind der Meinung, dass das zu respektieren ist, versuchen aber alles in unserer Macht Stehende, um die Patienten in Richtung Akzeptanz und Trauern zu ermutigen.

In dieser Phase kehren alle zuvor angesprochenen Themen wieder, man könnte sagen „in einer höheren Oktave“. Beziehungsthemen können sehr wichtig werden, aber immer auch das Betrauern all dessen, was war, und nicht zuletzt auch all das Nichtgelebte wegen der traumabedingten Einschränkungen.

Unterstützung neuer Erfahrungen

Es geht in dieser Phase auch darum, neue Erfahrungen zu machen, sich auf sie einzulassen, selbst wenn eine gewisse Furcht da sein sollte. Wir ermutigen und greifen auch kleinste Hinweise auf, die darauf hindeuten, dass der Patient sein Leben gut oder besser als früher meistert.

Neuen Umgang mit Konflikten erlernen

Wichtig ist, immer wieder daran zu denken, dass die bisherige Stressbewältigung oft, wenn nicht immer, über Dissoziation und Vermeidung gelang. Das bedeutet, dass es um das Erlernen eines neuen Umgangs mit Konflikten geht. Wir erklären daher, dass der bisherige Umgang mit Konflikten zwar sinnvoll war, jetzt aber massiv einschränkend ist, weshalb es wichtig ist, hier Neues zu entdecken und sich anzugewöhnen.

Deutungen können jetzt manchmal hilfreich sein, jedoch empfehlen wir auch strukturbezogene Interventionen, die mehr auf das Erlernen von Neuem ausgerichtet sind.

Auch hier können die Fragen hilfreich sein: „Wer hat Angst, wer will am liebsten noch immer vermeiden? Wer braucht Unterstützung?“ Das kann auch das erwachsene Ich sein, das keine Strategien zur Verfügung hat, aber die größte Angst kommt doch meist von jüngeren Ichs. Wir fragen dann die Patientinnen, ob sie sich vorstellen können, ihren jüngeren Ichs zu versichern, dass die erwachsene Person für die Herausforderungen des aktuellen Lebens zuständig ist, während jüngere Ichs sich „ausruhen“ dürfen und können.

Gerade auch in dieser Phase wird oft noch einmal deutlich, wie sehr die jüngeren Ichs fortwährend im Alltag präsent waren und sich mit Problemen beschäftigten, die von der erwachsenen Person zu bewältigen sind.

Trennung vom Therapeuten begleiten

Diese Phase kann nochmals eine lange Zeit beanspruchen. Nicht zuletzt geht es auch um eine behutsame Trennung vom Therapeuten oder der Therapeutin. Und es kann manchmal sinnvoll sein, dass Patientinnen in großen Abständen mit uns Kontakt halten können.

Wichtige Aspekte in der dritten Therapiephase
• Patienten zur Akzeptanz des Erlittenen und zum Betrauern des Nichtgelebten und der traumabedingten Einschränkungen ermutigen • neuen Umgang mit Konflikten erlernen • strukturbezogene Interventionen zum Umgang mit Neuem • behutsam die Trennung von der Therapeutin einleiten

4.7 Umgang mit speziellen Situationen

4.7.1 Selbstverletzendes Verhalten

Häufigkeit selbstverletzenden Verhaltens

Selbstverletzendes Verhalten, vor allem in Form selbst zugefügter Schnittwunden an Unterarmen oder anderen Körperteilen, kommt bei komplex traumatisierten Patientinnen häufig vor und ist nicht auf die Diagnose einer Borderline-Persönlichkeitsstörung beschränkt.

Patienten, die sich selbst verletzen, können uns vor nicht geringe emotionale Herausforderungen stellen. Offener Ausdruck von Ärger kann ebenso wie übermäßige Fürsorge Ausdruck aversiver Gegenübertragungsgefühle sein. Doch wäre es verfehlt, aus der Existenz aversiver Gegenübertragungsgefühle zu schließen, die Patienten hätten sich die Selbstverletzungen beigebracht, um uns unter Druck zu setzen oder um unsere Aufmerksamkeit zu erzwingen.

In der Regel verstehen wir selbstverletzendes Verhalten am besten, wenn wir es als eine Bewältigungsform zur Kompensation einer defizitären Emotionsregulierung begreifen. Quälende körpernahe Spannungszustände, nicht mehr aushaltbare undifferenzierte Affektzustände und sogar Flashbacks können durch die Selbstverletzungshandlung abgemildert werden (Koenigsberg et al., 2002; Sachsse, 1987). Insofern ist es anderen selbstschädigenden Verhaltensweisen wie z. B. bulimischen Essanfällen, Substanzkonsum oder risikoreichem Verhalten in seiner Funktion vergleichbar. Suizidale Intentionen sind mit dem selbstverletzenden Verhalten nicht verknüpft. Vielleicht hilft zum besseren Verstehen das Wissen darüber, das selbstzerstörerische und selbstverstümmelnde Verhaltensweisen auch bei verschiedenen Tierarten vorkommen (Favazza, 1989).

Psychodynamik selbstverletzenden Verhaltens

Die neurobiologische Erforschung des selbstverletzenden Verhaltens verweist auf die damit einhergehende Freisetzung endogener Opiate. Im Normalfall werden sie bei sicherer Bindung freigesetzt und vermitteln dann ein Gefühl von Sicherheit und Entspannung. Dieser physiologische Zustand einer sicheren Basis wird durch das selbstverletzende Verhalten imitiert (Insel, 1997).

Darüber hinaus kann selbstverletzendes Verhalten als Antidissoziativum eingesetzt werden. Besonders wenn ein Zustand der emotionalen Betäubung oder der Depersonalisiation vorliegt, kann es dazu beitragen, dissoziative Zustände zu beenden und den Zugang zu emotionalem Erleben zurückzugewinnen. Das bei dissoziativen Zuständen fehlende Schmerzempfinden kann als äußerst belastend und die Wiederkehr des Schmerzempfindens als wohltuend empfunden werden. Gegenüber dem Gefühl des Abgestorbenseins in der Depersonalisation vermittelt die Wahrnehmung des warm über die Haut laufenden Blutes ein Gefühl von Wärme und Lebendigkeit (Kafka, 1969).

Demgegenüber spielen andere psychodynamisch verstehbare Motive wie Aufmerksamkeitssuche oder narzisstische Gratifikation eine untergeordnete Rolle.

Therapeutische Haltung bei selbstverletzendem Verhalten

Im therapeutischen Kontakt praktizieren wir gegenüber Patienten, die sich eine Selbstverletzung zugefügt haben, eine Haltung, die weder durch Verurteilung noch durch übermäßige Besorgnis geprägt ist. Beide Haltungen betrachten wir als Manifestationen einer nicht genügend reflektierten Gegenübertragung, oft als Reflex einer Täter- oder Retter-Übertragung der Patientinnen auf uns. Stattdessen vermitteln wir, dass eine schädigungsfreie Emotionsregulierung das wichtigste therapeutische Ziel sein muss und ermutigen die Patienten, an Alternativen zu arbeiten. In jedem Falle beurteilen wir den Grad der Gefährdung und der medizinischen Behandlungsbedürftigkeit und leiten dafür notwendige Maßnahmen ein.

Patienten, die sich wiederholt tiefe Schnittwunden zufügen, geben wir zu verstehen, dass wir eine derart gewaltsame Form der Emotionsregulierung nicht akzeptieren können. Appelle an die Kooperationsbereitschaft der Patienten reichen oft nicht aus, wenn die Patienten unter dem Druck destruktiver Persönlichkeitsanteile zu selbstschädigenden Verhaltensweisen getrieben werden. Diesem inneren Druck können sie sich ohne äußere Begrenzung kaum widersetzen. Wir haben daher gute Erfahrung damit gemacht, den Verzicht auf tiefe Schnittverletzungen zur Behandlungsvoraussetzung zu erklären und eine entsprechende Vereinbarung durch einen Therapievertrag abzusichern. Die meisten Patienten kommen mit dieser Art der Begrenzung ihres selbstdestruktiven Verhaltens gut zurecht.

Auslöser selbstverletzender Handlungen

Selbstverletzungshandlungen können innerhalb und außerhalb dissoziativer Zustände auftreten. Auslöser einer selbstverletzenden Handlung oder eines dissoziativen Zustandes, der selbstverletzendes Verhalten in Gang setzt, sind meist traumatische Gefühle ohnmächtigen Ausgeliefertseins oder des Verlassenwerdens, auch Gefühle tiefer Scham oder des Verletztseins. Aufgrund des ich-strukturellen Defizits der Emotionswahrnehmung werden diese Gefühle von den Patienten oft so nicht wahrgenommen. Vielfach sind es auch diffuse körperliche Spannungszustände, die als besonders quälend erlebt werden. Äußerlich betrachtet geringfügige Alltagsstimuli können, wenn sie bewusst oder unbewusst mit früherem traumatischem Erleben assoziiert sind, diese Affektzustände oder körperlichen Spannungszustände triggern.

Die Wahrnehmung der eigenen Befindlichkeit zu verbessern ist daher bei sich selbst verletzenden Patienten ein wichtiges Therapieziel.

Zweifellos kann es vorkommen, dass Patienten selbstverletzende Handlungen einsetzen, um Aufmerksamkeit und Zuwendung zu erzwingen. Dies ist nach unserer Auffassung jedoch seltener, als meist angenommen wird. In einem durch emotionale Vernachlässigung geprägten beziehungstraumatischen Umfeld kann ein solches Verhalten erlernt worden sein, wenn die Aufmerksamkeit und Zuwendung der frühen Bezugspersonen nur durch extreme Demonstrationen von Not zu erlangen war. Einmal erlernt, kann selbstverletzendes Verhalten daher auch eine interpersonelle Regulationsfunktion erhalten und manipulativ eingesetzt werden.

Selbstverletzende Handlungen während dissoziativer Zustände

Besondere Probleme können sich bei Patientinnen ergeben, die selbstverletzende Handlungen während *dissoziativer Zustände* ausführen. Es sind meist Patientinnen mit einer strukturellen Dissoziation der Persönlichkeit (van der Hart et al., 2008).

Einige Patientinnen geben an, nicht zu wissen, wie eine Selbstverletzung zustande gekommen ist oder können sich rückblickend nicht an Selbstverletzungshandlung erinnern, obwohl diese eindeutig vorgekommen ist. Hier scheint es uns – besonders bei tiefen Schnittverletzungen – wichtig, sie nicht aus der Verantwortung für die an sich selbst verübte gewaltsame Handlung zu entlassen. Dem Argument, sie hätten von der Selbstverletzungshandlung nichts mitbekommen, da diese von einem ihnen nicht zugänglichen Persönlichkeitsanteil ausgeführt worden sei, halten wir entgegen, dass es auch innerhalb eines dissoziativ aufgespaltenen Persönlichkeitssystems immer ein – zumindest vages – Co-Bewusstsein für die Handlungen anderer Teile der Persönlichkeit gibt. Insofern können wir es nicht gelten lassen, wenn Patientinnen die Verantwortung für destruktive Handlungen nicht übernehmen wollen. Edukativ erläutern wir, dass Psychotherapie nur dann möglich ist, wenn Patienten für alles, was sie tun, die Verantwortung übernehmen.

Es ist richtig, dass der mit einer solchen Intervention verbundene Hinweis, Psychotherapie könne als nicht aussichtsreich angesehen und beendet werden, als Drohung aufgefasst werden kann. Dem Argument, eine Drohung sei therapeutisch nicht vertretbar, widersprechen wir unter Verweis auf unsere Erfahrung, dass destruktiven Persönlichkeitsanteilen nur mit klaren und entschiedenen Begrenzungen Einhalt geboten werden kann.

Vor allem bei lebensbedrohlichem selbstverletzendem Verhalten kann es – ähnlich wie beim Umgang mit Suizidalität – notwendig werden, *vertragliche Vereinbarungen* zu treffen.

Mitgefühl mit sich selbst praktizieren

Manipulatives Verhalten hat wie alles andere Gründe. Wenn wir darauf moralisierend reagieren, ist das zwar verständlich, aber dennoch hinderlich für eine tragfähige Beziehung. In letzter Zeit scheinen uns daher die Konzepte, die *Mitgefühl* sowie *Mitgefühl mit sich selbst* ins Zentrum rücken, besonders hilfreich zu sein. Es geht darum, die eigenen Reaktionen, wenn möglich, nicht zu verurteilen, sondern sie freundlich anzuerkennen, da sie ja auch als Schutz vor den Zumutungen aufgefasst werden können, die uns das Verhalten der Patientinnen abverlangt. Durch Empathie allein fühlen wir uns oft hilflos, wohingegen Mitgefühl „Empathie plus der Wunsch etwas Heilsames zu bewirken" bedeutet.

Es kann also hilfreich sein, wenn wir uns gestatten, zunächst unsere Hilflosigkeit anzuerkennen, um damit auch die Hilflosigkeit der Patientin sich selbst gegenüber zu verstehen. In einem nächsten Schritt können wir dann die Patientin, ohne ihr Vorwürfe zu machen, einladen, ihre Ohnmacht und Hilflosigkeit einmal für einen kurzen Moment anzuerkennen, um dann gemeinsam zu überlegen, was sie tun könnte. So könnte sie z. B. auf Imaginationen zugreifen, die sie und ihre verletzten Anteile beruhigen.

Wir erläutern den Patienten, dass wir das selbstverletzende Verhalten als eine Möglichkeit der Selbstberuhigung verstehen, die mangels besserer Alternativen in der Vergangenheit vielfach hilfreich gewesen sein mag, die jedoch selbstschädigend ist und künftig durch weniger schädigende Maßnahmen ersetzt werden sollte.

Strategien der Aufmerksamkeitsumfokussierung

Dazu zählen Strategien der *Aufmerksamkeitsumfokussierung,* die die Aufmerksamkeit auf die visuelle, akustische oder haptische Sinneswahrnehmung lenken. Besonders die Hinwendung der Aufmerksamkeit auf die Sinneswahrnehmung durch Düfte oder Öle kann zu einer Beruhigung führen.

Verschiedene *imaginative Techniken* können nützlich sein, darunter die Übung des sicheren Ortes, die „Container-" (oder „Tresor"-)Technik, die Imagination innerer hilfreicher Wesen, um nur einige der nützlichen Imaginationen zu nennen.

In einer Übergangsphase bis zur Beherrschung der genannten Techniken können intensive Reize durch schnippende Gummibänder an den Armen oder Eiswürfel auf der Haut einen ähnlichen Effekt wie das selbstverletzende Verhalten zeigen, ohne so schädigend wie dieses zu sein.

Gegenwartsorientierung verbessern

Wenn dissoziative Symptome den Ausgangspunkt für selbstverletzende Handlungen bilden, arbeiten wir mit den Patienten an Möglichkeiten, die Gegenwartsorientierung zu verbessern. Dazu leiten wir sie an, ihre Emotionswahrnehmung zu verbessern und besonders diejenigen Affektzustände zu identifzieren, die durch Dissoziation abgewehrt werden.

Im stationären psychotherapeutischen Rahmen können Krisengespräche als Alternative zu selbstverletzendem Verhalten angeboten werden.

Therapeutische Interventionen bei selbstverletzendem Verhalten

- therapeutische Haltung, die weder moralisierende Verurteilung noch übermäßige Besorgnis vermittelt
- entschiedene Begrenzung bei schweren Formen der Selbstschädigung
- vertragliche Vereinbarungen
- Verbesserung der Emotionswahrnehmung und -regulierung
- Kontrolle dissoziativer Zustände

4.7.2 Grenzüberschreitungen und destruktive Persönlichkeitsanteile

Traumatisierte Patientinnen, die unter traumatischen Umständen Grenzüberschreitungen und ohnmächtiges Ausgeliefertsein erlebt haben, neigen nicht selten dazu, sich in der Therapie grenzüberschreitend zu verhalten. Sie sind ihren eigenen destruktiven Anteilen oft schutzlos ausgeliefert. Nicht selten müssen sie, wir und manchmal auch Dritte vor ihren grenzüberschreitenden Anteilen geschützt werden. Eine haltende therapeutische Beziehung umfasst daher auch unsere Bereitschaft, die Patienten vor ihren eigenen nicht integrierten destruktiven Persönlichkeitsanteilen zu schützen.

Schutz vor grenzüberschreitenden Persönlichkeitsanteilen

Um die Notwendigkeit grenzensetzender Interventionen besser nachzuvollziehen, vergegenwärtigen wir uns, dass die Patientinnen unter den traumatisierenden Bedingungen ihrer Kindheit ein klares Gefühl für Grenzen oft nicht entwickeln konnten. Sie haben daher auch kein Gefühl dafür, welche

Verhaltensweisen von anderen Menschen als grenzüberschreitend empfunden werden. Auch hier ist festzustellen, dass es meist die traumatisierten Anteile sind, die sich kindlich grenzüberschreitend verhalten, wobei der erwachsene Teil durchaus eine Ahnung davon haben kann, dass hier Grenzen überschritten werden. Das heißt, dass wir auch in diesem Fall fragen: „Wer in Ihnen will nicht anerkennen, dass ich eine Grenze habe?“

Psychodynamisch betrachtet, kann grenzüberschreitendes Verhalten auch durch unbewusste Wünsche nach Eins-Sein mit einem mütterlichen Objekt motiviert sein, vor allem wenn Patientinnen versuchen, die Therapeutin in nicht professionelle Aktivitäten zu verwickeln oder sie außerhalb der Therapiesitzungen in Anspruch zu nehmen. Unbewusst sehen die Patienten in der Grenzüberschreitung eine fantasmatische Verschmelzung mit einer mütterlichen Bezugsperson. Sie geht mit einer weitgehenden Auflösung der Selbst-Objekt-Grenzen einher und hat die Funktion, Verlassenheitsängste abzuwehren (Jacobson, 1964/2009; Kaplan, 1977).

Bedeutung klarer Grenzen erläutern

Von Beginn an erläutern wir daher die große Bedeutung klarer Grenzen für den Heilungserfolg der Therapie. Wir geben den Patientinnen zu verstehen, dass wir ihre Sehnsucht nach Wiedergutmachung und Nachbeelterung gut nachvollziehen können, dass aber die von ihnen gewünschte Realisierung einen Heilungserfolg verhindern würde. Vielmehr wollen wir sie anleiten, sich selbst liebevoll anzunehmen. Daher erfolgt auch hier eine Einladung, herauszufinden, welcher Ego-State der Patientin die Grenzüberschreitung initiiert hat und was er sich davon erhofft. So gut wie nie handelt es sich dabei um das erwachsene Ich. Wann immer Patienten sich grenzüberschreitend verhalten, versuchen wir herauszufinden, welcher Ego-State sich hier zeigt und wie er besser verstanden und im Inneren versorgt werden kann. Manche Patientinnen – und Kolleginnen – sind zunächst skeptisch, ob dies möglich ist. Sie können sich durch die Imagination der inneren Nachbeelterung oft sehr rasch davon überzeugen, dass sie sich hierdurch selbst gut beruhigen können.

Bedürfnis nach Kontrolle würdigen

Schließlich kann eine – meist unbewusste – Überzeugung bestehen, man könne durch grenzüberschreitendes und destruktives Verhalten die *Kontrolle wahren* und sich vor Ohnmachtsgefühlen schützen. In der Regel vermeiden wir einen Machtkampf, wenn wir das Bedürfnis der Patienten nach Wahrung der Kontrolle würdigen, aber mit ihnen erarbeiten, dass die Wahrung der Kontrolle nicht notwendigerweise heißt, manipulativ Macht auszuüben.

Therapeutisch geht es also darum,

- zunächst das grenzüberschreitende oder in anderer Weise inakzeptable Verhalten, wenn möglich, zu verstehen und das auch zu benennen,
- deutlich Grenzen zu setzen und gegenüber dem Patienten das Recht des anderen, auch unser eigenes Recht, zu vertreten – wobei wir darauf achten, dass sich die Patientin dennoch als Person wertgeschätzt fühlt – und
- den therapeutischen Raum gegen Versuche des Patienten, ihn „aufzuweichen“ oder zu zerstören, zu schützen.

Therapieverträge können helfen, selbst- oder fremdschädigendes Verhalten zu begrenzen. Sie können festlegen, dass der Patient die Verantwortung für sein eigenes Überleben trägt. Es muss klar sein, was der Patient zu tun hat, wenn er selbstzerstörerische – und suizidale – Impulse nicht mehr steuern kann. Er kann beispielsweise eine Klinik aufsuchen. Bei Essstörungen kann ein Minimalgewicht festgelegt werden.

Therapieverträge zur Begrenzung selbst- oder fremdschädigenden Verhaltens

Besonders wenn Patientinnen zeitweise unter den Einfluss abgespaltener Teile des Ich-Selbst-Systems geraten, die die Therapie zu blockieren oder zu torpedieren drohen, kann ein erstes therapeutisches Arbeitsbündnis über einen Therapievertrag, der einen professionellen Rahmen bietet, ermöglicht werden. Das bedeutet, dass wir immer wieder das Prinzip „Zwei Erwachsene arbeiten zusammen" in Erinnerung rufen und zu einem Verständnis der Reaktionen der abgespaltenen Teile einladen. Der Rahmen solcher Verträge und Erinnerungen der Patienten an das Arbeitsbündnis darf allerdings nicht willkürlich, reaktiv oder bestrafend sein.

Wir rechnen damit, dass die Patientinnen den Behandlungsvertrag nicht immer einhalten können. Dann kann es notwendig werden, neu zu verhandeln. Manchmal erfahren wir dann, dass wir zu hohe Erwartungen an die Patienten gerichtet hatten.

Wegen des tief sitzenden Misstrauens kann es für komplex traumatisierte Patienten schwer sein, sich überhaupt in eine Therapie zu begeben. Oft kann die Angst vor der Konfrontation mit schmerzhaftem Material ihre Vermeidungstendenzen erklären. Hier gilt es manchmal, „einen Gang zurückzuschalten" und ggf. auch in Betracht zu ziehen, dass wir zu viel erwartet und gefordert haben. Dies dann auch auszusprechen, kann für Patentinnen sehr entlastend sein.

Strategien zum Schutz vor grenzüberschreitendem Verhalten und destruktiven Persönlichkeitsanteilen
• psychodynamisches Verständnis und Benennung grenzüberschreitenden und inakzeptablen Patientenverhaltens • Bedeutung klarer Grenzen für den Heilungserfolg edukativ vermitteln • Ego-State-Perspektive einnehmen • eindeutige Grenzsetzung ggf. durch Therapieverträge absichern

4.7.3 Aggressives Verhalten

Wenn eine Patientin auf uns und unsere Interventionen entwertend, vorwurfsvoll, aggressiv oder in anderer Weise feindselig reagiert, denken wir daran, dass die Patientin – bzw. ein oder mehrere jüngere Ichs mit entsprechenden realen Erfahrungen – sich möglicherweise durch uns bewusst oder unbewusst angegriffen, bedroht, gekränkt oder alleingelassen gefühlt haben kann oder auch nur fürchtet, von uns angegriffen, bedroht, gekränkt oder alleingelassen zu werden. Mit ihrem feindseligen Verhalten und ihrer überzogenen Kritik versucht sie, die wahrgenommene Bedrohung – ihre Angst, ihre Schamgefühle oder ihr Ohnmachtserleben – abzuwehren. Eine andere Möglichkeit besteht darin, dass ihr die therapeutische Beziehung zu nahe geworden ist und sie keine andere Möglichkeit sieht, die Distanz anders als über Feindseligkeit zu regulieren.

Auch aggressive Verhaltensweisen als prinzipiell nachvollziehbar betrachten

Wie immer das aversive Verhalten zu verstehen ist, legen wir Wert darauf, es als prinzipiell nachvollziehbar zu würdigen, um gemeinsam mit der Patientin Alternativen zu entwickeln. Manchmal kann es dafür notwendig sein, den *Übertragungsaspekt* der Patientenreaktion herauszuarbeiten. Es erweist sich meist als hilfreich, zunächst den realen Teil der Beziehung anzuerkennen, um dann auf den Übertragungsaspekt zu kommen und daraus eine Intervention zum besseren Verständnis der inneren Dynamik zu entwickeln.

Fallbeispiel

Frau X kommt nach einigen Stunden sehr vorwurfsvoll an und meint, die Therapeutin habe kein Interesse an ihr und ihrem Schmerz, denn sie frage fast nie, wie es ihr gehe, dabei gehe es ihr oft sehr schlecht. Aber das kenne sie ja zur Genüge! Ihre Mutter habe ja genau gewusst, was der Vater mit ihr gemacht habe, und habe sie kein bisschen geschützt. Die Therapeutin spürt einerseits Schuldgefühle, andererseits stellt sie ein beinahe triumphierendes Gefühl darüber fest, dass die Patientin nun gerade von ihrer Idealisierung der Mutter ablasse. Sie spürt außerdem eine gewisse Ratlosigkeit, wie sie nun so klar wie möglich und ohne die Patientin zu kränken, reagieren könne. So äußert sie zunächst ihr Bedauern darüber, dass sie offenbar nicht bemerkt habe, dass die Patientin sich Nachfragen gewünscht habe, da sie ja verabredet hätten, dass sie wenig Fragen stellen würde, aber da habe sie es wohl übertrieben.

Diese Äußerung beantwortet die Patientin mit einem gewissen Humor, indem sie sagt: „Naja, meist bin ich ja wirklich froh, wenn Sie nicht so viel fragen, aber ein bisschen mehr könnte es schon sein." Jetzt fragt die Therapeutin: „Wer ist gekränkt durch mich?" „Ach so, ja, stimmt, ich sehe schon ein, dass Sie sich zurückhalten, aber das kleine Mädchen ist enttäuscht und wütend, dass Sie nicht nach ihr fragen." Daraus ergibt sich ein längeres Gespräch – zwischen zwei Erwachsenen –, wie schlimm es für das Kind gewesen sein muss, dass die Mutter wegsah und dass dieses Kind immer wieder darum gerungen hatte, sich die gute Mutter zu erhalten. Anschließend stellt sich die Patientin vor, dass sie das Mädchen umarmt und ihm sagt, dass sie, die Große, wisse, dass es schrecklich für sie war, dass die Mutter weggeschaut hatte. Ein „gemeinsames“ Weinen des kindlichen Ich und der Erwachsenen bringt Erleichterung. Im weiteren Verlauf stellt sich die Patientin für ihr jüngeres Ich ein liebevolles hilfreiches Wesen vor, das das Kind an einen guten Ort bringt.

Hinweise bei eskalierender Wut

Gelegentlich kommt es vor, dass die Wut einer Patientin so eskaliert, dass ihre oder unsere Sicherheit bedroht ist. Für diese Fälle mögen die folgenden Hinweise helfen (Matsakis, 1998):

- Zunächst erscheint es uns besonders wichtig, beruhigend auf die Patientin einzuwirken; vor allem ist eine ruhige Stimme wichtig. Wenn es möglich ist, gehen wir mit ihr in einen anderen Raum, was oft schon beruhigend wirkt.
- Wir können die Patientin fragen, was sie sich anders gewünscht hätte. Es kann zur Distanzierung beitragen, wenn wir uns erkundigen, ob es in der Vergangenheit ähnliche Situationen gab, die zu einer ähnlichen emotionalen Reaktion geführt haben. Eine weitere Möglichkeit besteht darin, von der Wut so zu sprechen, als handele es sich um einen körperlichen oder seelischen Schmerz oder um eine Verletzung. Wir können die Patientin fragen, ob es sein kann, dass sie sich ohnmächtig fühlt.
- Wir ermöglichen der Patientin so viel Kontrolle über die Situation wie möglich. Dazu versuchen wir, ihr Wahlmöglichkeiten einzuräumen, indem wir sie z. B. fragen, ob sie über das Wut auslösende Thema noch weiter sprechen möchte, oder bitten um Erlaubnis, ein anderes Thema ansprechen zu dürfen.
- Es kann auch zur Beruhigung beitragen, wenn wir über unsere eigene Reaktion sprechen. So können wir zu einem laut schreienden Patienten sagen: „Ich bekomme Angst, wenn Sie mich so laut anschreien, und wenn ich Angst habe, kann ich nicht gut für Sie da sein. Ich möchte Sie einladen, zu schauen, wer in Ihnen so wütend ist, dass Sie sich nicht anders zu helfen wissen, als zu schreien.“
- Manchmal trägt es auch zur Distanzierung bei, wenn wir die Patientin unter Bezugnahme auf den Ego-State-Ansatz fragen, „wer“ (d. h. welcher Persönlichkeitsanteil) so wütend ist, um anschließend daran zu arbeiten, wie dieser Anteil beruhigt werden kann. Wir haben festgestellt, dass – wenn Patientinnen das Konzept der Ego-States kennen und akzeptiert haben – eine rasche Beruhigung eintreten kann.

Bei Patienten, die zu aggressiven Ausbrüchen neigen, hat es sich bewährt, *Regeln* zu vereinbaren, die aggressives Ausagieren in der Therapie ausschließen. Diese können in *Verträgen* festgehalten werden. Wir sind gut beraten, Hinweise auf sich anbahnende aggressive Reaktionen nicht zu ignorieren, sondern frühzeitig eine Klärung herbeizuführen.

Strategien zum Umgang mit aggressivem Patientenverhalten
• aggressives Patientenverhalten unter dem Blickwinkel der Bedrohungsabwehr betrachten • Übertragungsaspekte beachten • Ego-State-Perspektive einnehmen • bei eskalierender Wut beruhigende und distanzfördernde Interventionen erwägen • Gefühl der Kontrolle stärken

4.7.4 Maligne Introjekte

Umgang mit malignen Introjekten

Wir verstehen maligne Introjekte unter dem Aspekt des Überlebens und des Schutzes der Persönlichkeit. Was kann ein abhängiger Mensch, also ein Kind/Jugendlicher oder auch ein Erwachsener, der anderen Menschen unter traumatischen Bedingungen vollständig ausgeliefert ist, tun? Sich wehren verschlimmert die Situation meist.

Wie gehen wir vor?

- Zunächst ist zu klären, ob die Patientin sich vorstellen kann, dass die innere Stimme nicht mit ihr identisch ist, sondern ein Teil von ihr, mit dem sie in Kontakt treten kann.
- Ist sie dazu bereit, laden wir sie ein, sich probeweise vorzustellen, dass dieser Teil zu ihrem Schutz entstanden ist.
- Dazu bemühen wir uns zu verstehen, aufgrund welcher Erfahrungen der Teil entstanden ist und inwieweit der Teil eine wichtige Beziehung und das Selbst – wenngleich unvollkommen – geschützt hat.
- Wenn die Patientin das entdecken kann, laden wir sie ein, dem Teil etwas zu sagen, was einen „Waffenstillstand" einläuten kann.
- Danach bitten wir die Patientin, den Teil zu fragen, ob er weiß, wie alt sie jetzt ist. Was – nach unserer Erfahrung – nicht vorkommt. Das bedeutet, der Teil ist nicht in der Gegenwart angekommen und braucht hierzu Informationen, Erklärungen, neue Erfahrungen etc.
- Ist der Teil gegenwärtiger geworden, kann er eingeladen werden, eine neue, der Patientin dienlichere Funktion zu übernehmen, wenn er das will. Manche Teile verabschieden sich dann auch spontan, oder sie verwandeln sich in freundlichere Gestalten. Manchmal geschieht auch eine Verwandlung in das verletzte Kind, das dann versorgt werden kann.
- Schließlich geht es darum, im Alltag dies alles zu erproben, neue Erfahrungen zu machen, sodass eine innere Aussöhnung mit dem Introjekt nach und nach möglich wird und ein gestärktes erwachsenes Ich daraus hervorgeht.
- Wir arbeiten mit Introjekten nur dann, wenn sie die Therapie massiv stören. Wir erleben es nicht selten, dass die Arbeit mit verletzten Teilen und

deren Versorgung ausreicht. Dies erscheint sinnvoll, wenn man unterstellt, dass die Teile ja zum Schutz verletzter Teile entstanden sind. Introjekte können Konfrontationen verhindern oder zumindest stören, sodass es wichtig ist, genau darauf zu achten, dass mit ihnen, wenn möglich, vor einer geplanten Konfrontation gearbeitet wird.

Umgang mit malignen Introjekten
• ursprüngliche Schutzfunktion maligner Introjekte verstehen • Ego-State-Arbeit, um Introjekte für die Mitarbeit an der Therapie zu gewinnen • Aussöhnung mit den Introjekten anstreben

4.7.5 Dissoziative Symptome

Dissoziative Störungen (Reddemann et al., 2011; Gast & Wabnitz, 2013; Huber, 2012; Mattheß & Schüepp, 2013) können das klinische Bild der Komplexen Posttraumatischen Belastungsstörung in unterschiedlichem Maße prägen. Das Spektrum der dissoziativen Phänomene reicht von dissoziativen Amnesien, Depersonalisations- und Derealisationsphänomenen bis zu dissoziativen Anfällen und Körpersymptomen und schweren strukturellen Dissoziationen der Persönlichkeit (van der Hart et al., 2008).

Funktion dissoziativer Symptome

Im Kontext schwerer Bindungs- und Beziehungstraumatisierungen hatten dissoziative Symptome eine schützende Funktion, die betroffenen Patienten vor emotionaler Überflutung zu bewahren und so ihre Alltagsfunktionalität zu sichern. Vor allem aber konnte mit ihrer Hilfe die Bindungsbeziehung zu den primären Bezugspersonen trotz Misshandlung und Vernachlässigung aufrechterhalten werden (Lyons-Ruth et al., 2006).

Dissoziative Zustände können wenige Minuten, aber auch bis zu mehrere Stunden und gelegentlich auch bis zu mehrere Tage andauern. Besonders bei dissoziativen Krampfanfällen mit deutlichen Zeichen der physiologischen Erregung und Anspannung muss davon ausgegangen werden, dass das abgespaltene traumatische Erleben in einem anderen Bewusstseinszustand wiederbelebt wird. In diesem Falle halten wir ein aktives Vorgehen für notwendig und leiten Maßnahmen des Dissoziations-Stopps und der Reorientierung ein.

Dissoziationsstopp

Um eine Patientin, die sich offensichtlich „im falschen Film“ der traumatischen Vergangenheit befindet, wieder in das Hier und Jetzt zurückzuführen, gehen wir folgendermaßen vor (Reddemann et al., 2011; Wöller, 2013):

- Wir sprechen die Patientin mit *beruhigender Stimme*, aber *klar und deutlich* an. Wir erklären ihr, *wer wir sind*, *wo sie sich befindet*, nennen das *aktuelle Datum* und versichern ihr, dass sie sich in der Gegenwart und *in Sicherheit* befindet.

- *Um ihre Aufmerksamkeit vom inneren Erleben weg auf die äußere Wahrnehmung zu lenken*, bitten wir sie, bestimmte Gegenstände der unmittelbaren Umgebung zu identifizieren. Beispielsweise können wir sie auffordern, alle Gegenstände im Behandlungszimmer aufzuzählen, die rot sind.
- *Kälte- oder Geruchsreize* sowie andere intensive Sinnesreize wirken oft unterstützend. Wir können der Patientin dazu beispielsweise einen Igelball oder Eiswürfel in die Hand oder ihr Duftstoffe – ein Parfum oder einen Aromastoff – zum Riechen geben. Bei Düften ist darauf zu achten, dass sie nicht traumatische Erinnerungen wachrufen.
- Auch *kognitive Aktivitäten* wie die Aufforderung, einfache Rechenaufgaben zu lösen, können helfen, die Aufmerksamkeit vom inneren Erleben wegzulenken.

Eine *körperliche Berührung* – indem wir der Patientin beispielsweise beruhigend die Hand auf die Schulter legen – kann im Einzelfall sehr beruhigen, aber auch erschrecken und als Trigger wirken. Wenn wir eine Patientin und ihre individuelle Reaktion auf eine mögliche Berührung nicht kennen, sollten wir diesbezüglich zurückhaltend sein.

Wichtig ist uns ein respektvoller Umgang mit der Patientin, der ihre Würde wahrt! Verschiedene gelegentlich angewendete „Tricks", die dieses Gebot verletzen, lehnen wir deshalb ab. Auch wenn sich aktuell ein Persönlichkeitsanteil präsentiert, der weit von der aktuellen Realität entfernt ist, sollten wir durchaus mit der Möglichkeit rechnen, dass ein nicht im Vordergrund befindlicher Persönlichkeitsanteil der Patientin „im Hintergrund mithört", was mit ihr geschieht. Er wird es registrieren, wenn wir einen respektvollen Umgang vermissen lassen.

Wenn wir deutliche Hinweise dafür haben, dass in einem dissoziativen Zustand ein kindlicher Persönlichkeitsanteil aktiviert ist, kann es im Interesse einer zügigen Reorientierung ausnahmsweise einmal sinnvoll sein, diesen wie ein Kind mit „du" anzusprechen und ihn aufzufordern, die „erwachsene Person" herbeizuholen.

Über die Akutintervention des Dissoziations-Stopps hinaus besteht eine wichtige therapeutische Aufgabe darin, das Auftreten dissoziativer Zustände zu verringern. Patienten, die wiederholt zu dissoziativen Zuständen neigen, leiden sehr darunter, dass sie die *Kontrolle* über das Auftreten dieser Zustände nicht haben. Dies gilt für schwere dissoziative Zustände ebenso wie für kürzere dissoziative „Aussetzer", die die Alltagsbewältigung und die interpersonelle Beziehungsgestaltung außerordentlich stören.

Emotionale Stabilisierung kann dazu beitragen, die Auslöser für dissoziative Zustände zu reduzieren. Darüber hinaus leiten wir die Patientinnen gezielt an, die Kontrolle über dissoziative Zustände zu verbessern:

Kontrolle über dissoziative Symptome verbessern

- Wir erläutern den Patientinnen, dass dissoziative Zustände einsetzen, um negative Emotionen, besonders solche, die bewusst oder unbewusst mit traumatischen Erinnerungen assoziiert sind, nicht spürbar werden zu lassen.
- Wir erklären ihnen weiter, dass es ihrer aktiven Mitarbeit bedarf, um die Neigung, zu dissoziieren, unter Kontrolle zu bringen. Sie brauchen dafür die Entschlossenheit und eine bewusste Willensanstrengung, im Hier und Jetzt bleiben zu wollen.
- Wenn sie dazu bereit sind, bitten wir sie, *frühzeitig darauf zu achten, wenn sich ihre Bewusstseinslage geringfügig ändert.* Auch wenn es einigen Patientinnen zunächst so scheinen mag, treten dissoziative Zustände in der Regel nicht schlagartig („aus heiterem Himmel") auf, sondern entwickeln sich im Sinne einer zunehmenden Vertiefung, beginnend mit einem Übergangsstadium leicht veränderter Bewusstseinslage, das allerdings sehr kurz sein kann, bis hin zur voll ausgeprägten Dissoziation. Während des anfänglichen Übergangsstadiums sind die Patientinnen meist noch in der Lage, unter Zuhilfenahme von Igelbällen, Eiswürfeln, Duftstoffen o. Ä. aktiv gegenzusteuern. Voraussetzung dafür ist, dass sie dies entschieden wollen. Hat sich die Dissoziation erst vertieft, ist es in der Regel kaum noch möglich, den dissoziativen Zustand aktiv zu beenden.
- Wenn es einer Patientin schwerfällt, den nicht mehr dissoziativ abgewehrten Affekt auszuhalten, bietet sich evtl. die Tresor-Übung an.
- Wichtig ist es, den Patientinnen zu erläutern, dass dieses Vorgehen Übung braucht.

Pharmakologische Möglichkeiten bei Dissoziationen

Auch wenn die pharmakotherapeutische Behandlung der Komplexen Posttraumatischen Belastungsstörung nicht Gegenstand dieses Manuals ist, sei an dieser Stelle doch auf unsere ermutigenden Erfahrungen mit der Gabe eines niedrig dosierten Opiatantagonisten (Naltrexon) hingewiesen. Während sich die früher übliche höher dosierte Gabe von Opiatantagonisten wegen der häufig eintretenden Überflutung mit traumatischen Emotionen und anderer Nebenwirkungen nicht durchgesetzt hatte, erscheint uns die Niedrigdosierung erfolgversprechender, da sie – in Verbindung mit traumazentrierter Psychotherapie! – eine deutlich bessere Steuerung der dissoziativen Symptomatik ermöglicht. Anders als bei der hochdosierten Behandlung berichten die behandelten Patienten in der Mehrzahl über eine klarere Wahrnehmung sowohl der Umgebung als auch des eigenen inneren Erlebens, insbesondere über eine verbesserte Körper- und Affektwahrnehmung und über eine bessere Selbstregulierung. Gleichzeitig kann die Dosis angepasst werden, wenn die Möglichkeit der Dissoziation noch teilweise als notwendiger Schutzmechanismus benötigt wird (Pape & Wöller, 2015).

Interventionen bei dissoziativen Symptomen

- bei akuten dissoziativen Zuständen Techniken der Reorientierung anwenden
- beruhigende, klare und deutliche Ansprache
- eigenen Namen, Ort und Zeit nennen
- Aufmerksamkeit auf äußere Wahrnehmung (Geruchsreize, Kälte-, Berührungsreize usw.) und kognitive Aktivitäten lenken
- Kontrolle über dissoziative Symptome verbessern
- Emotions- und Körperwahrnehmung verbessern
- frühzeitig auf Änderungen der Bewusstseinslage achten
- auf eine bewusste Entscheidung, im Hier und Jetzt zu bleiben, achten

5 Wirksamkeit der Methode

5.1 Allgemeines zur Wirksamkeitsforschung bei Komplexer Posttraumatischer Belastungsstörung

Es besteht ein beträchtlicher Mangel an gut kontrollierten Studien zur Behandlung der Komplexen Posttraumatischen Belastungsstörung. Gründe dafür liegen sicherlich zum Teil in den bisherigen Mängeln einer validen Diagnostik, die mit Einführung der ICD-11 behoben sein könnten. Sie liegen jedoch auch in der breiten Komorbidität, die u. a. depressive Störungen, oft mit Suizidalität verbunden, Angst- und Panikstörungen, Essstörungen, Persönlichkeitsstörungen und Abhängigkeitserkrankungen umfasst.

Leitlinienempfehlungen zur PTBS sind nicht ohne Weiteres auf komplexe PTBS übertragbar

Zahlreiche Kliniker und Forscher haben dargelegt, dass Behandlungsempfehlungen und -leitlinien, die für die „klassische" PTBS entwickelt wurden, nicht ohne Weiteres auf Patienten mit einer Komplexen Posttraumatischen Belastungsstörung übertragen werden dürfen. Zwar waren in Studien zur Wirksamkeit von Behandlungsmethoden der „klassischen" PTBS immer auch komplex traumatisierte Patienten eingeschlossen, doch führten die komorbiden Störungen nicht selten dazu, dass betroffene Patienten aus klinischen Studien ausgeschlossen wurden (Bradley et al., 2005).

Insbesondere sind zahlreiche Experten der Auffassung, dass expositionsbasierte PTBS-Behandlungen bei Patienten mit komplexen Traumafolgestörungen nicht nur von begrenztem Nutzen sind (Baars et al., 2010; Cloitre et al., 2011; Ginzburg & Neria, 2011; Hagenaars et al., 2010; Lanius et al., 2010; van der Kolk, 2001), sondern auch zu Schäden führen können, wenn ihnen nicht in ausreichendem Maße stabilisierende Maßnahmen vorausgegangen sind (Herman, 2012; Ford & Kidd, 1998). Werden sie nicht vorgeschaltet, kann es als Folge unzureichender Stabilität zu Symptom-Exazerbationen und hohen Drop-out-Raten kommen (Pitman et al., 1991; Scott & Stradling, 1997). Eine von Cloitre et al. (2011) initiierte Konsensuskonferenz unter PTBS-Experten kam zu dem Ergebnis, dass eine primär auf Exposition zentrierte Behandlung für Patienten mit Komplexer Posttraumatischer Belastungsstörung nicht angemessen ist (Cloitre et al., 2011).

Verschiedene Studien zeigen, dass ein phasenorientiertes Vorgehen, wie auch wir es vorschlagen, mit einem vorausgehenden Training zur Verbesserung der affektiven und interpersonellen Regulation komplex traumatisierten Patienten am ehesten gerecht wird (Cloitre et al., 2002, 2010). Mit diesen Autoren sind wir der Auffassung, dass sich die Behandlung der Komplexen Posttraumatischen Belastungsstörung grundlegend von derjenigen bei einer „einfachen" Posttraumatischen Belastungsstörung, wie sie in der ICD-10 definiert ist, unterscheidet. Selbst dann, wenn die Symptomatik einer Komplexen Posttraumatischen Belastungsstörung auch die Symptome der „einfachen" PTBS einschließt, können Interventionen zur Behandlung der PTBS nicht uneingeschränkt bei komplexen Traumafolgestörungen angewendet werden. Weder sind sie geeignet, die Beziehungs- und Bindungsproblematik angemessen zu erfassen, noch vermitteln sie ausreichende therapeutische Hinweise zum Umgang mit den Störungen der Emotionsregulierung und den meist vorhandenen dissoziativen Symptomen. Dies gilt insbesondere auch für die Therapieformen, die in der Behandlung der PTBS als evidenzbasiert auf der Grundlage randomisiert-kontrollierter Studien empfohlen werden (Bisson et al., 2007; Flatten et al., 2013; Sack et al., 2001).

Dieser von Forschern oft bestrittene Sachverhalt scheint den meisten Praktikern, die komplex traumatisierte Patienten behandeln, vertraut zu sein. In einer von Cloitre et al. (2011) durchgeführten Umfrage zur Behandlung der PTBS äußerten sich die befragten Experten eher zurückhaltend gegenüber dem Einsatz von Expositionsbehandlungen; sie berichteten jedoch über deutliche Symptomreduktionen und Funktionsbesserungen, die eintraten, wenn die traumabezogenen dissoziativen Symptome spezifisch behandelt wurden. In einer Studie bei Psychologen in den USA gaben nur 17 % an, Expositionstechniken in der Behandlung von PTBS einzusetzen (Becker et al., 2004). Eine Umfrage unter europäischen Traumaexperten ergab, dass Expositionsbehandlung die am wenigsten eingesetzte Behandlungsform für PTBS war (van Minnen et al., 2010).

Kontroversen zur Frage der Phasenorientierung

Gleichwohl wird die Frage, wie weit ein phasenorientiertes Vorgehen tatsächlich notwendig ist, in letzter Zeit erneut kontrovers diskutiert. So wird von einigen Forschern angeführt, es gebe, von Ausnahmen abgesehen, zu wenig empirische Evidenz für die Notwendigkeit stabilisierender Interventionen auf der Basis randomisiert-kontrollierter Studien. Aus der fehlenden Evidenz wird dann geschlossen, der Einsatz stabilisierender Maßnahmen sei verzichtbar und verzögere nur den notwendigen Einsatz traumakonfrontativer Methoden. Dieser Schluss ist unseres Erachtens ebenso wenig zulässig wie die Argumentation, expositionsorientierte Therapiemethoden seien bei komplex traumatisierten Patienten deshalb grundsätzlich unschädlich, weil die Methoden in randomisiert-kontrollierten Studien nicht nur bei „reinen" PTBS-Fällen, sondern auch bei Patienten mit komplexer Traumafolgesymptomatik wirksam gewesen seien oder weil die Anzahl der Behandlungsabbrüche bei komplex traumatisierten Patienten in einigen Studien nicht höher gewesen sei als bei Patienten mit „einfacher" PTBS (vgl. van Minnen et al., 2012).

Der Schluss ist aus mehreren Gründen unzulässig. Er ist zunächst deshalb unzulässig, weil Fragen der individuellen Therapiesicherheit nicht über Gruppendesigns geklärt werden können. Bei der Beurteilung von Therapiesicherheit kann nur durch die Betrachtung von Einzelfällen enschieden werden, ob individueller Schaden entstanden ist. Da Studiendesigns, die die Fragen der Therapiesicherheit über die Variation des Therapierisikos im Rahmen randomisiert-kontrollierter Studien klären wollen, ethisch nicht zulässig sind, könnte eine Klärung nur durch systematische Untersuchungen von Patienten erfolgen, die aus Therapiestudien ausschlossen wurden, aus ihnen ausgeschieden sind oder sich unter den Studienbedingungen verschlechtert haben. Derartige Studien sind nach wie vor eine große Seltenheit.

5.2 Die Studie von Lampe et al. über das Konzept der Psychodynamischen Imaginativen Traumatherapie (PITT)

Kontrollierte Studie zu PITT

Chronische Traumatisierung in der Kindheit führt zu einer Reihe von körperlichen und psychischen Symptomen, die weit über die Symptomatik einer PTBS hinausgehen. In einer Studie der Universitätsklink für Medizinische Psychologie Innsbruck wurde die Psychodynamische Imaginative Traumatherapie (PITT) nach Reddemann unter Berücksichtigung der Schwere der erlebten Traumatisierung evaluiert. 84 Patientinnen wurden stationär über 6 Wochen mit PITT behandelt und mit einer ambulanten Kontrollgruppe (N = 43), die psychiatrische und/oder psychotherapeutische Therapien erhielt, verglichen. Daten zu PTBS, Dissoziation, Depression, Ängstlichkeit, Somatisierung und zur Fähigkeit, sich selbst zu beruhigen, wurden zum Zeitpunkt der stationären Aufnahme, bei Beendigung der Therapie und 6 Monate später erhoben. Die Kontrollgruppe wurde in vergleichbaren Zeiträumen untersucht. In der Behandlungsgruppe zeigten sich signifikante Verbesserungen in allen gemessenen Parametern von der stationären Aufnahme hin zur Entlassung, die meisten konnten auch 6 Monate später noch aufrechterhalten werden. Unter Berücksichtigung der Schwere der Traumatisierung zeigten sich signifikante Verbesserungen der Behandlungsgruppe im Vergleich zur Kontrollgruppe hinsichtlich Depression, Ängstlichkeit, Somatisierung und Selbstberuhigung nach der Entlassung und 6 Monate nach Therapieende (Lampe et al., 2008).

2014 publizierte dieselbe Forschungsgruppe die Ergebnisse von 48 Frauen mit schwerem Missbrauch in der Kindheit, die zwei Jahre nach Beendigung der Therapie mithilfe von Telefoninterviews nachbefragt wurden. Darüber hinaus wurden im Follow-up-Zeitraum belastende Lebensereignisse und die Inanspruchnahme von ambulanter Therapie untersucht. Die Ergebnisse zeigten zwei Jahre nach Therapieende signifikant verbesserte PTBS-Symptome, Depressionswerte (d=0.43 bis 0.57) und eine signifikant verbesserte Selbstberuhigungsfähigkeit (d=-0.72) der Patientinnen, während sich die Dissoziationswerte nicht veränderten. 40 % der Stichprobe zeigten einen sehr guten poststationären Verlauf mit klinisch signifikanter Verbesserung im Reliable Change Index (RCI; Jacobson & Truax, 1991) des Global Symptom Index (GSI) der SCL-90-R-Symptom-Checkliste von Derogatis (Franke, 2002), wobei diese Gruppe signifikante Verbesserungen hinsichtlich depressiver, dissoziativer und tendenziell auch hinsichtlich der PTBS-Symptomatik zeigte. Bezüglich der Anzahl oder Schwere belastender Lebensereignisse konnte kein Unterschied zwischen den beiden Gruppen gezeigt werden. Patientinnen, die deutliche Verbesserungen nach zwei Jahren aufwiesen, waren zuvor häufiger stationär in der Klinik in Bielefeld aufgenommen worden. Die stationäre Behandlung führt zu einer signifikanten Symptomverbesserung bei Frauen mit schwerem Missbrauch und kann unter weiterführender ambulanter Psychotherapie aufrechterhalten werden (Lampe et al., 2014).

Im Rahmen der oben genannten Studien wurden die Selbstbeurteilungsdaten von 66 stationären mit PITT behandelten Patientinnen dahingehend untersucht, wie sich eine „Beziehung auf Zeit“ tatsächlich gestaltet bzw. welchen Einfluss letztere auf den Therapieverlauf haben kann. Die Ergebnisse zeigen, dass es im Rahmen einer speziell auf komplexe Traumatisierung ausgerichteten Therapie nicht nur möglich war, stabile, positive und tragfähige therapeutische Arbeitsbeziehungen (Helping Alliance Questionnaire [HAQ]; Luborsky, 1984) aufzubauen, sondern dass diese zudem prädiktiv für ein gutes Behandlungsergebnis, insbesondere für die Reduktion der traumaspezifischen Symptomatik, war. Über Pfadanalysen stellte sich heraus, dass dieser Zusammenhang teilweise über die erlernte Fähigkeit, sich selbst zu beruhigen, vermittelt wurde. Die therapeutische Wirkung der PITT scheint vor allen Dingen darin mitbegründet zu sein, die Fähigkeit zur Selbstberuhigung auf Basis einer tragfähigen therapeutischen Beziehung zu erlernen. Damit untermauern die Ergebnisse der Studie nicht nur die bisherigen Befunde zum Stellenwert der therapeutischen Beziehung in psychodynamischen Psychotherapien, sondern würdigen ferner das Erlernen von Emotionsregulation und Selbstberuhigung als bedeutsamste Komponenten in der Behandlung von komplexen Traumafolgestörungen (Schöckel et al., 2015).

Insgesamt zeigen diese Studienergebnisse, dass die Psychodynamisch Imaginative Traumatherapie eine effektive Methode zur Therapie traumatisierter Menschen darstellt und dass insbesondere Patientinnen mit schwerer kindlicher Traumatisierung von dieser Methode profitieren.

5.3 Weitere Studien mit vergleichbaren Konzepten zur Behandlung der Komplexen Posttraumatischen Belastungsstörung

Eine naturalistische Studie, die das Göttinger traumazentierte Behandlungskonzept von Sachsse (2009) evaluierte, zeigte eine deutliche Senkung der Morbidität, der Arbeitsunfähigkeits- und der Klinikbehandlungstage (Leichsenring et al., 2004; Sachsse et al., 2004). Das Behandlungskonzept von Sachsse (2009) folgt im Wesentlichen den gleichen Prinzipien wie das in diesem Manual vorgestellte Konzept. In der Studie wurden komplex traumatisierte Patienten mit breiter Komorbidität, u. a. depressive Störungen und Borderline-Störungen, behandelt. Es wurde bei einer Nachuntersuchung eine signifkante und stabile Reduktion traumaspezifischer Symptome (Intrusionen, Dissoziationen, Vermeidungsverhalten) und der allgemeinen Psychopathologie gefunden, insbesonder aber ein Rückgang des selbstverletzenden Verhaltens und der Hospitalisierungen.

Die traumafokussierte Psychotherapiestudie von Kruse et al. (2009) untersucht ein psychodynamisch-ressourcenorientiertes Behandlungskonzept bei bosnischen Flüchtlingen, das neben kultursensiblen Elementen wesentliche Bausteine des auch in diesem Manual vorgestellten Konzepts verwendet. Es konnten hohe Effektstärken in der Reduktion nicht nur von somatoformen, sondern auch von PTBS-Symptomen erzielt werden.

Eine kürzlich durchgeführte randomisiert-kontrollierte Studie untersuchte die Wirksamkeit eines an den Grundsätzen dieses Manuals orientierten ressourcenorientierten Kurztherapieprogramms, mit dem komplex traumatisierte Patienten in Kambodscha behandelt wurden. Die Studie konnte zeigen, dass ein rein ressourcenorientierter Ansatz nicht nur depressive und Angstsymptome, sondern auch die PTBS-Symptomatik mit hohen Effektstärken wirksam reduzieren konnte (Steinert et al., 2016).

6 Literatur

Abilgaard, P. (2013). *Stabilisierende Psychotherapie in akuten Krisen: PITT für die psychotherapeutische Grundversorgung*. Stuttgart: Klett-Cotta.

Abilgaard, P., Gärtner, C. & Schifferdecker, L. (2015, Februar). *Traumatisierte Patienten und Patientinnen in stationären und tagesklinischen psychiatrischen Einrichtungen. Prävalenzen und Einfluss auf die Belastungssymptomatik.* Vortrag gehalten auf der 17. Jahrestagung der Deutschsprachigen Gesellschaft für Psychotraumatologie (DeGPT), Innsbruck.

Allen, J.G. (2001). *Traumatic Relationships and Serious Mental Disorders*. Chichester: Wiley.

Altmeyer, M. & Thomä, H. (Hrsg.). (2006). *Die vernetzte Seele. Die intersubjektive Wende in der Psychoanalyse*. Stuttgart: Klett-Cotta.

American Psychiatric Association. (2013). *Diagnostic and statistical manual of mental disorders* (5th ed.). Arlington, VA: American Psychiatric Publishing.

Anderssen-Reuster, U. (2011). *Achtsamkeit in Psychotherapie und Psychosomatik: Haltung und Methode* (2. Aufl.). Stuttgart: Schattauer.

Baars, E.W., van der Hart, O., Nijenhuis, E., Chu, J.A., Glas, G. & Draijer, N. (2010). Predicting stabilizing treatment outcomes for complex posttraumatic stress disorder and dissociative identity disorder: an expertise-based prognostic model. *Journal of Trauma and Dissociation, 12,* 67–87.

Baeyer, W., Häfner, H. & Kisker, K.P. (1964). *Psychiatrie der Verfolgten. Psychopathologische und gutachterliche Erfahrungen an Opfern der nationalsozialistischen Verfolgten und vergleichbarer Extrembelastungen*. Berlin: Springer. http://doi.org/10.1007/978-3-642-87977-7

Balint, M. (2002). *Therapeutische Aspekte der Regression* (3. Aufl.). Stuttgart: Klett-Cotta.

Becker, C., Zayfert, C., & Anderson, E. (2004). A survey of psychologists' attitudes towards and utilization of exposure therapy for PTSD. *Behaviour Research and Therapy, 42* (3), 277–292. http://doi.org/10.1016/S0005-7967(03)00138-4

Bernstein, D. & Fink, L. (1998). *Childhood Trauma Questionnaire (CTQ): A Retrospective Self-Report Questionnaire and Manual*. San Antonio, TX: Psychological Corporation.

Bernstein, E.M. & Putnam, F.W. (1986). Development, reliability, and validity of a dissociation scale. *Journal of Nervous and Mental Disease, 174,* 727–735. http://doi.org/10.1097/00005053-198612000-00004

Bisson, J.I., Ehlers, A., Matthews, R., Pilling, S., Richards, D. & Turner, S. (2007). Psychological treatments for chronic post-traumatic stress disorder: Systematic review and meta-analysis. *British Journal of Psychiatry, 190,* 97–104. http://doi.org/10.1192/bjp.bp.106.021402

Bohleber, W. (2000). Die Entwicklung der Traumatheorie in der Psychoanalyse. *Psyche – Zeitschrift für Psychoanalyse, 54,* 797–839.

Bordin, E. (1979). The generalizability of the psychoanalytic concept of the working alliance. *Psychotherapy, 16,* 252–260. http://doi.org/10.1037/h0085885

Boroske-Leiner, K., Hofmann, A., & Sack, M. (2008). Ergebnisse zur internen und externen Validität des Interviews zur komplexen Posttraumatischen Belastungsstörung (I-kPTBS). *Psychotherapie, Psychosomatik, Medizinische Psychologie, 58,* 192–199. http://doi.org/10.1055/s-2007-971011

Bradley, R., Greene, J., Russ, E., Dutra, L. & Westen, D. (2005). A Multidimensional Meta-Analysis of Psychotherapy for PTSD. *America Journal of Psychiatry, 162,* 214–227. http://doi.org/10.1176/appi.ajp.162.2.214

Brähler, C. (2015). *Selbstmitgefühl entwickeln: Liebevoller werden mit sich selbst.* München: scorpio.

Braun, B.G. (1988). The BASK model of dissociation. Part I. *Dissociation, 1* (1), 4–23.

Bryant, R., O'Donnell, M.L., Cramer, M.C., McFarlane, A.C., Clark, C.R. & Silove, O. (2010). The psychiatric sequelae of traumatic injury. *American Journal of Psychiatry, 167,* 312–320.

Buchheim, A., Erk, S., George, C., Kächele, H., Kircher, T., Martius, P. et al. (2008). Neural correlates of attachment trauma in borderline personality disorder: a functional magnetic resonance imaging study. *Psychiatry Research and Neuroimaging, 163,* 223–235. http://doi.org/10.1016/j.pscychresns.2007.07.001

Bundesministerium der Justiz und für Verbraucherschutz. (1976). *Gesetz über die Entschädigung für Opfer von Gewalttaten (Opferentschädigungsgesetz – OEG, Version 2013).* Zugriff am 30.11.2016. Verfügbar unter http://www.gesetze-im-internet.de/bundesrecht/oeg/gesamt.pdf

Cloitre, M., Courtois, C.A., Charuvastra, A., Carapezza, R., Stolbach, B.C. & Green, B.L. (2011). Treatment of complex PTSD: results of the ISTSS expert clinician survey on best practices. *Journal of Traumatic Stress, 24,* 615–627. http://doi.org/10.1002/jts.20697

Cloitre, M., Courtois, C.A., Ford, J.D., Green, B.L., Alexander, P., Briere, J. et al. (2012). *The ISTSS Expert Consensus Treatment Guidelines for Complex PTSD in Adults.* Verfügbar unter http://www.istss.org/

Cloitre, M., Garvert, D.W., Brewin, C.R., Bryant, R.A., & Maercker, A. (2013). Evidence for proposed ICD-11 PTSD and complex PTSD: A latent profile analysis. *European Journal of Psychotraumatology, 4,* 74–78. http://doi.org/10.3402/ejpt.v4i0.20706

Cloitre, M., Koenen, K. C., Cohen, L. R. & Han, H. (2002). Skills training in affective and interpersonal regulation followed by exposure: A phase-based treatment for PTSD related to childhood abuse. *Journal of Consulting and Clinical Psychology, 70,* 1067–1074. http://doi.org/10.1037/0022-006X.70.5.1067

Cloitre, M., Stolbach, B.C., Herman, J.L., van der Kolk, B., Pynoos, R., Wang, J. & Petkova, E. (2009). A developmental approach to complex PTSD: childhood and adult cumulative trauma as predictors of symptom complexity. *Journal of Traumatic Stress, 22,* 339–408. http://doi.org/10.1002/jts.20444

Cloitre, M., Stovall-McClough, K.C., Nooner, K., Zorbas, P., Cherry, S., Jackson, C. L. et al. (2010). Treatment for PTSD related to childhood abuse: A randomized controlled trial. *American Journal of Psychiatry, 167,* 915–924. http://doi.org/10.1176/appi.ajp.2010.09081247

Copeland, W.E., Keeler, G., Angold, A. & Costello, E.J. (2007). Traumatic events and posttraumatic stress in childhood. *Archives of General Psychiatry, 64,* 577–584. http://doi.org/10.1001/archpsyc.64.5.577

Costello, E.J., Erkanli, A., Fairbank, J.A. & Angold, A. (2002). The prevalence of potentially traumatic events in childhood and adolescence. *Journal of Traumatic Stress, 15,* 99–112. http://doi.org/10.1023/A:1014851823163

Courtois, C.A. & Ford, J.D. (Eds). (2009). *Treating Complex Traumatic Stress Disorders: An Evidence-based Guide*. New York: Guilford.

Cozolino, L. (2002). *The Neuroscience of Psychotherapy: Building and Rebuilding the Human Brain*. New York: Norton.

Damasio, A. (1994). *Descartes' Irrtum. Fühlen, Denken und das menschliche Gehirn*. München: List.

D'Andrea, W., Ford, J., Stolbach, B., Spinazzola, J. & van der Kolk, B. A. (2012). Understanding interpersonal trauma in children: Why we need a developmentally appropriate trauma diagnosis. *American Journal of Orthopsychiatry, 82* (2), 187–200. http://doi.org/10.1111/j.1939-0025.2012.01154.x

Debell, F., Fear, N.T., Head, M., Batt-Rawden, S., Greenberg, N., Wessely, S. & Goodwin, L. (2014). A systematic review of the comorbidity between PTSD and alcohol misuse. *Social Psychiatry and Psychiatric Epidemiology, 49,* 1401–1425. http://doi.org/10.1007/s00127-014-0855-7

De Shazer, S. (2010). *Wege der erfolgreichen Kurztherapie* (10. Aufl.). Stuttgart: Klett-Cotta.

Ehlert-Balzer, M. (1996). Das Trauma als Objektbeziehung. *Forum der Psychoanalyse, 12,* 291–314.

Eitinger, L. (1965). Concentration camp survivors in Norway and Israel. *Israel Journal of Medical Science, 1,* 883–895.

Elklit, A., Hyland, P. & Shevlin, M. (2014). Evidence of symptom profiles consistent with posttraumatic stress disorder and complex posttraumatic stress disorder in different trauma samples. *European Journal of Psychotraumatology, 19,* 5. http://doi.org/10.3402/ejpt.v5.24221

Emerson, D. (2014). *Trauma-Yoga: Heilung durch sorgsame Körperarbeit*. Lichtenau: G.P. Probst Verlag.

Ermann, M. (2014). *Der Andere in der Psychoanalyse. Die intersubjektive Wende*. Stuttgart: Kohlhammer.

Favazza, A.R. (1989). Why patients mutilate themselves. *Hospital and Community Psychiatry, 24,* 22–30. http://doi.org/10.1176/ps.40.2.137

Federn, P. (1958). *Ichpsychologie und die Psychosen*. Frankfurt am Main: Suhrkamp.

Felitti, V.J., Anda, R.F., Nordenberg, D., Williamson, D.F., Spitz, A.M., Edwards, V. et al. (1998). Relationship of childhood abuse and household dysfunction to many of the leading causes of death in adults: The Adverse Childhood Experiences (ACE) Study. *American Journal of Preventive Medicine, 14,* 245–258.

Ferenczi, S. (1927). *Bausteine zur Psychoanalyse. Band II. Praxis*. Leipzig: Internationaler Psychoanalytischer Verlag.

Ferenczi, S. (1999). *Ohne Sympathie keine Heilung: Das klinische Tagebuch von 1932*. Frankfurt am Main: Fischer. (Original erschienen 1932)

Ferenczi, S. (1982). Sprachverwirrung zwischen den Erwachsenen und dem Kind: Die Sprache der Zärtlichkeit und der Leidenschaft. In S. Ferenczi (Hrsg.), *Schriften zur Psychoanalyse* (Bd. 2, S. 303–313). Frankfurt am Main: Fischer. (Original erschienen 1933)

Fine, C. & Berkowitz, A. (2001). The wreathing protocol: The imbrication of hypnosis and EMDR in the treatment of dissociative identity disorder and other dissociative responses. *American Journal of Clinical Hypnosis, 43,* 275–290. http://doi.org/10.1080/00029157.2001.10404282

Fischer, G. & Riedesser, P. (2009). *Lehrbuch der Psychotraumatologie* (4. Aufl.). München: Reinhardt.

Fischer, G. & Schedlich, C. (1995). *Kölner Trauma-Inventar (KTI)*. Köln/Much: Verlag Deutsches Institut für Psychotraumatologie.

Flatten, G., Gast, U., Hofmann, A., Knaevelsrud, C., Lampe, A., Liebermann, P. et al. (2011). S3-Leitlinie Posttraumatische Belastungsstörung ICD-10: F43.1. *Trauma und Gewalt, 5,* 202–211.

Flatten, G., Gast, U., Hofmann, A., Knaevelsrud, C., Lampe, A., Liebermann, P. et al. (2013). *S3-Leitlinie Posttraumatische Belastungsstörung. S3-Leitlinie und Quellentexte.* Stuttgart: Schattauer.

Flückiger, C., Caspar, F., Grosse Holtforth, M. & Willutzki, U. (2009). Working with the patients' strengths: A microprocess approach. *Psychotherapy Research, 19,* 213–223. http://doi.org/10.1080/10503300902755300

Flückiger, C., Frischknecht, E., Wüsten, G. & Lutz, W. (2008). Ressourcenpriming. Veränderung der Aufmerksamkeitsfokussierung bei Novizen und erfahrenen Therapeuten zu Therapiebeginn. *Zeitschrift für Psychiatrie, Psychologie und Psychotherapie, 56,* 61–68. http://doi.org/10.1024/1661-4747.56.1.61

Fonagy, P. (2008). Psychoanalyse und Bindungstrauma unter neurobiologischen Aspekten. In M. Leuzinger-Bohleber, G. Roth & A. Buchheim (Hrsg.), *Psychoanalyse, Neurobiologie, Trauma* (S. 132–148). Stuttgart: Schattauer.

Ford, J.D. & Kidd, P. (1998). Early childhood trauma and disorders of extreme stress as predictors of treatment outcome with chronic posttraumatic stress disorder. *Journal of Traumatic Stress, 11,* 743–761. http://doi.org/10.1023/A:1024497400891

Ford, J.D. & Courtois, C.A. (2014). Complex PTSD, affect dysregulation, and borderline personality disorder. *Borderline Personality Disorder and Emotion Dysregulation, 1,* 9. http://doi.org/10.1186/2051-6673-1-9

Ford, J.D., Spinazzola, J., van der Kolk, B. & Grasso, D. (2014, November). *Developmental Trauma Disorder (DTD) field trial: I. Evidence of reliability, structure, and validity of the DTD Semi-structured Interview (DTD-SI).* Paper presented at the annual convention of the International Society for Traumatic Stress Studies, Miami, FL.

Franke, G.H. (2002). *Symptom-Checklist von L.R. Derogatis – Deutsche Version (SCL-90-R)* 2. Aufl. Göttingen: Beltz Test GmbH.

Freud, S. & Breuer, J. (1977). Studien über Hysterie. In S. Freud, *Gesammelte Werke, Band 1* (5. Aufl., S. 75–98). Frankfurt am Main: Fischer. (Original erschienen 1895)

Freud, S. (1999). Die endliche und die unendliche Analyse. In S. Freud, *Gesammelte Werke, Band 16* (5. Aufl., S. 57–100). Frankfurt am Main: Fischer. (Original erschienen 1937)

Freud, S. (1998). Jenseits des Lustprinzips. In S. Freud, *Gesammelte Werke, Band 13* (10. Aufl., S. 1–70). Frankfurt am Main: Fischer. (Original erschienen 1920)

Freyberger, H.J, Spitzer, C. & Stieglitz, R.D. (1999). *Fragebogen zu dissoziativen Symptomen (FDS).* Bern: Huber.

Fulton, P. (2009). Achtsamkeit als klinisches Training. In C. Germer, R. Siegel & P. Fulton (Hrsg.), *Achtsamkeit in der Psychotherapie* (S. 85–110). Freiburg: Arbor.

Fürstenau, P. (2007). *Psychoanalytisch verstehen – Systemisch denken – Suggestiv intervenieren* (3. Aufl.). Stuttgart: Klett-Cotta.

Gassmann, D. & Grawe, K. (2006). General change mechanisms. The relation between problem activation and resource activation in successful and unsuccessful therapeutic interactions. *Journal of Clinical Psychology and Psychotherapy, 13,* 1–11.

Gast, U., Oswald, T., Zündorf, B. & Hofmann, A. (2000). *Strukturiertes Klinisches Interview für Dissoziative Störungen (SKID-D).* Göttingen: Hogrefe.

Gast, U., Rodewald, F., Kersting, A. & Emrich, H.M. (2001). Diagnostik und Therapie Dissoziativer (Identitäts-) Störungen. *Psychotherapeut, 46,* 289–300. http://doi.org/10.1007/s002780100163

Gast, U. & Wabnitz, P. (2013). *Dissoziative Störungen erkennen und behandeln* (Lindauer Beiträge zur Psychotherapie und Psychosomatik). Stuttgart: Kohlhammer.

Gast, U. & Rodewald, R. (2004). Das Strukturierte Klinische Interview für DSM-IV – Dissoziative Störungen (SKID-D). In A. Eckhardt-Henn & S. O. Hoffmann (Hrsg.), *Diagnostik und Behandlung Dissoziativer Störungen* (S. 321–324). Stuttgart: Schattauer.

Gerisch, B. (1996). „Was ist mein Leben, wenn Du mich verläßt". Suizidalität und weibliche sadomasochistische Beziehungsstruktur. *Forum der Psychoanalyse, 12,* 242–258.

Germer, C., Siegel, R. & Fulton, P. (2009). *Achtsamkeit in der Psychotherapie*. Freiburg: arbor.

Ginzburg, K. & Neria, Y. (2011). Mental Health Interventions for Survivors of Torture: Current Status and Future Directions. *Journal of Psychology, 219,* 187–189. http://doi.org/10.1027/2151-2604/a000068

Glaesmer, H., Gunzelmann, T., Braehler, E., Forstmeier, S. & Maercker, A. (2010). Traumatic experiences and post-traumatic stress disorder among elderly Germans: results of a representative population-based survey. *International Psychogeriatriatry, 22,* 661–670. http://doi.org/10.1017/S104161021000027X

Glover, E. (1932). A psycho-analytical approach to the classification of mental disorders. *Journal of Mental Science, 78,* 819–842.

Grawe, K. (1998). *Psychologische Therapie*. Göttingen: Hogrefe.

Grawe, K. (2004). *Neuropsychotherapie*. Göttingen: Hogrefe.

Hagenaars, M.A., van Minnen, A. & Hoogduin, K.A. (2010). The impact of dissociation and depression on the efficacy of prolonged exposure treatment for PTSD. *Behavioral Research and Therapy, 48,* 19–27. http://doi.org/10.1016/j.brat.2009.09.001

Häuser, W., Schmutzer, G., Brähler, E. & Glaesmer, H. (2011). Misshandlungen in Kindheit und Jugend. Ergebnisse einer Umfrage in einer repräsentativen Stichprobe der deutschen Bevölkerung. *Deutsches Ärzteblatt International, 108,* 287–294.

Herman, J.L. (2012). CPTSD is a distinct entity: comment on Resick et al. *Journal of Traumatic Stress, 25,* 256–257. http://doi.org/10.1002/jts.21697

Herman, J.L. (1992). Complex PTSD: A syndrom in survivors of prolonged and repeated trauma. *Journal of Traumatic Stress, 5,* 377–391. http://doi.org/10.1002/jts.2490050305

Herman, J.L. & van der Kolk, B.A. (1987). Traumatic antecedents of borderline personality disorder. In B. A. van der Kolk (Ed.), *Psychological trauma* (pp. 111–126). Washington, DC: American Psychiatric Press.

Hofmann, A. (2009). *EMDR – Therapie psychotraumatischer Belastungssyndrome* (4. Aufl.). Stuttgart: Thieme.

Hofmann, A. (2011). The inverted standard protocol for unstable complex post-traumatic stress disorder. In M. Luber (Ed.), *Eye Movement Desensitization and Reprocessing (EMDR) Scripted Protocols. Special Populations* (pp. 313–316). New York: Springer.

Hofmann, A., Fischer, G. & Koehn, F. (1999). *Traumatic Antecedents Questionnaire (TAQ)*. Köln: Deutsches Institut für Psychotraumatologie.

Holmes, J. (2010). *Sichere Bindung und psychodynamische Therapien*. Stuttgart: Klett-Cotta.

Horowitz, M.J. (1997). *Stress response syndromes: PTSD, grief, and adjustment disorders* (2nd ed.). Northvale, NJ: Aronson.

Huber, M. (2012). *Wege der Traumabehandlung. Trauma und Traumabehandlung. Teil 2.* Paderborn: Junfermann.

Insel, T. (1997). A neurobiological basis of social attachment. *Americal Journal of Psychiatry, 154,* 726–735. http://doi.org/10.1176/ajp.154.6.726

Jacobson, E. (2009). *Das Selbst und die Welt der Objekte.* Frankfurt am Main: Suhrkamp. (Original erschienen 1964)

Jacobson, N.S. & Truax, P. (1991). Clinical significance: A statistical approach to defining meaningful change in psychotherapy research. *Journal of consultant and Clinical Psychology, 59,* 12–19.

Janet, P. (1889). *L'automatisme psychologique.* Paris: Ballèrie.

Jongedijk, R.A., Carlier, I.V., Schreuder, B.J. & Gersons, B.P. (1996). Complex posttraumatic stress disorder: an exploratory investigation of PTSD and DES NOS among Dutch war veterans. *Journal of Traumatic Stress, 9,* 577–586. http://doi.org/10.1002/jts.2490090313

Jung, C.G. (1982). Allgemeines zur Komplextheorie. In C. G. Jung, *Gesammelte Werke. Band 8* (4. Aufl., S. 109–123). Düsseldorf: Patmos. (Original erschienen 1948)

Kafka, J.S. (1969). The body as transitional object: a psychoanalytic study of a self-mutilating patient. *British Journal of Medical Psychology, 42,* 207–212. http://doi.org/10.1111/j.2044-8341.1969.tb02072.x

Kaplan, L. (1977). *Oneness and Seperateness: From Infant to Individual.* New York: Simon & Schuster.

Kernberg, O.F. (2010). *Objektbeziehungen und Praxis der Psychoanalyse* (7. Aufl.). Stuttgart: Klett-Cotta.

Kernberg, O.F. (2011). *Borderline-Störungen und pathologischer Narzißmus* (15. Aufl.). Frankfurt am Main: Suhrkamp.

Kessler, R.C., Sonnega, A., Bromet, E., Hughes, M. & Nelson, C.B. (1995). Posttraumatic stress disorder in the National Comorbidity Survey. *Archives of General Psychiatry, 52,* 1048–1060. http://doi.org/10.1001/archpsyc.1995.03950240066012

Kilpatrick, D.G. & Saunders, B.E. (1997). *Prevalence and consequences of child victimization: Results from the National Survey of Adolescents. Final Report* (SuDoc No. J 28.24/7:P 92). Washington, DC: U.S. Government Printing Office.

Klinitzke, G., Romppel, M., Häuser, W., Brähler, E. & Glaesmer, H. (2012). Die deutsche Version des Childhood Trauma Questionnaire (CTQ) – psychometrische Eigenschaften in einer bevölkerungsrepräsentativen Stichprobe. *Psychotherapie, Psychosomatik, Medizinische Psychologie, 62,* 47–51.

Kluft, R.P. (1995). Zur Anwendung hypnotischer Interventionen bei der Behandlung von Dissoziativen Identitätsstörungen. *Hypnose und Kognition, 12,* 2–12.

Knefel, M., Garvert, D.W., Cloitre, M. & Lueger-Schuster, B. (2015). Update to an evaluation of ICD-11 PTSD and complex PTSD criteria in a sample of adult survivors of childhood institutional abuse by Knefel & Lueger-Schuster (2013): a latent profile analysis. *European Journal of Psychotraumatology, 6,* 25290.

Knefel, M. & Lueger-Schuster, B. (2013). An evaluation of ICD-11 PTSD and complex PTSD criteria in a sample of adult survivors of childhood institutional abuse. *European Journal of Psychotraumatology, 4,* 22608. http://doi.org/10.3402/ejpt.v4i0.22608

Knipe, J. (2011). The Method of Constant Installation of Present Orientation and Safety (CIPOS). In M. Luber (Ed.), *Eye Movement Desensitization and Reprocessing (EMDR) Scripted Protocols. Special Populations* (pp. 235–244). New York: Springer.

Koenigsberg, H.W., Harvey, P.D., Mitropoulou, V., Schmeidler, J., New, A.S., Goodman, M. et al. (2002). Characterizing affective instability in borderline personality disorder. *American Journal of Psychiatry, 159,* 784–788. http://doi.org/10.1176/appi.ajp.159.5.784

Kohut, H. (1977). *Introspektion, Empathie und Psychoanalyse. Aufsätze zur psychoanalytischen Theorie, zu Pädagogik und Forschung und zur Psychologie der Kunst.* Frankfurt am Main: Suhrkamp.

Kohut, H. (1979). *Die Heilung des Selbst.* Frankfurt am Main: Suhrkamp.

Kruse, J., Joksimovic, L., Cavka, M., Wöller, W. & Schmitz, N. (2009). Effects of Trauma-Focused Psychotherapy Upon War Refugees. *Journal of Traumatic Stress, 22* (6), 585–592. http://doi.org/10.1002/jts.20477

Krystal, H. & Niederland, W.G. (1965). *Clinical observations of the survivor syndrome. Proceedings of the 21annual meeting of the American Psychiatric Association 1965.* Washington DC: American Psychiatric Association.

Kunzke, D. (2008). *Sucht und Trauma. Grundlagen einer psychodynamisch-integrativen Behandlung.* Gießen: Psychosozial-Verlag.

Kunzke, D. & Güls, F. (2003). Diagnostik einfacher und komplexer posttraumatischer Störungen im Erwachsenenalter. Eine Übersicht für die klinische Praxis. *Psychotherapeut, 48,* 50–70. http://doi.org/10.1007/s00278-002-0279-9

Kuwert, P. & Eichhorn, S. (2015). *Das Geheimnis unserer Großmütter: Eine empirische Studie über sexualisierte Kriegsgewalt um 1945.* Gießen: Psychosozial-Verlag.

Lampe, A., Hofmann, P., Gast, U., Reddemann, L. & Schüßler, G. (2014). Long-term course in female survivors of childhood abuse after psychodynamically oriented, trauma-specific inpatient treatment: a naturalistic two-year follow-up. *Zeitschrift für Psychosomatische Medizin und Psychotherapie, 60* (3), 267–282.

Lampe, A., Mittmansgruber, H., Gast, U., Schüssler, G. & Reddemann, L. (2008). Therapieevaluation der Psychodynamisch Imaginativen Traumatherapie im stationären Setting. *Neuropsychiatrie, 3* (8), 189–198. http://doi.org/10.5414/NEPBand22189

Lanius, R.A., Vermetten, E., Loewenstein, R.J., Brand, B., Schmahl, C., Bremner, J.D. & Spiegel, D. (2010). Emotion modulation in PTSD: clinical and neurobiological evidence for a dissociative subtype. *American Journal of Psychiatry, 167,* 640–647. http://doi.org/10.1176/appi.ajp.2009.09081168

Leichsenring, F., Vogel, C. & Sachsse, U. (2004). Ergebnisse einer traumazentrierten stationären Psychotherapie für Patientinnen mit komplexer PTBS. In U. Sachsse (Hrsg.), *Traumazentrierte Psychotherapie* (S. 334–358). Stuttgart: Schattauer.

Levine, P. (1998). *Traumaheilung. Das Erwachen des Tigers. Unsere Fähigkeit, traumatische Erfahrungen zu transformieren.* Essen: Synthesis.

Luborsky, L. (1984). *Principles of Psychoanalytic Psychotherapy. A Manual for Supportive-Expressive Psychotherapy.* New York: Basic Books.

Luborsky, L., Crits-Cristoph, P., Mintz, J. & Auerbach, A. (1988). *Who Will Benefit from Psychotherapy? Predicting Therapeutic Outcomes.* New York: Basic Books.

Luxenberg, T., Spinazzola, J. & van der Kolk, B.A. (2001). Complex Trauma and Disorders of Extreme Stress (DESNOS) Diagnosis, Part One: Assessment. *Directions in Psychiatry, 21,* 373–415.

Lyons-Ruth, K., Dutra, L., Schuder, M. & Bianchi, I. (2006). From infant attachment disorganization to adult dissociation: Relational adaptations or traumatic experiences? *Psychiatric Clinics of North America, 29,* 63–86.

Maercker, A., Brewin, C. R., Bryant, R. A., Cloitre, M., Ommeren, M., Jones, L. M. et al. (2013). Diagnosis and classification of disorders specifically associated with stress: Proposals for ICD-11. *World Psychiatry, 12,* 198–206.

Maercker, A., Brewin, C.R., Bryant, R.A., Cloitre, M., Reed, G.M., van Ommeren, M. et al. (2013). Proposals for mental disorders specifically associated with stress in the International Classification of Diseases-11. *Lancet, 381,* 1683–1685.

Maercker, A. & Bromberger, F. (2005). *Checklisten und Fragebogen zur Erfassung traumatischer Ereignisse in deutscher Sprache* (Trierer Psychologische Berichte, 32, Heft 2). Trier: Universität Trier, Fachbereich I Psychologie.

Matsakis, A. (1998). *Managing Client Anger. What to Do When a Client is Angry With You* Oakland, CA: New Harbinger Publications.
Mattheß, H. & Schüepp, R. (2013). Dissoziative Störungen. In M. Sack, U. Sachsse & J. Schellong (Hrsg.), *Komplexe Traumafolgestörungen* (S. 421-436). Stuttgart: Schattauer.
McDonnell, M., Robjant, K. & Katona, C. (2013). Complex posttraumatic stress disorder and survivors of human rights violations. *Current Opinion in Psychiatry, 26* (1), 1–6. http://doi.org/10.1097/YCO.0b013e32835aea9d
Morina, N. & Ford, J.D. (2008). Complex sequelae of psychological trauma among Kosovar civilian war victims. *International Journal of Social Psychiatry, 54,* 425–436. http://doi.org/10.1177/0020764008090505
Morina, N., Wicherts, J.M., Lobbrecht, J. & Priebe, S. (2014). Remission from post-traumatic stress disorder in adults: a systematic review and meta-analysis of long-term outcome studies. *Clinical Psychology Review, 34* (3), 249–255. http://doi.org/10.1016/j.cpr.2014.03.002
Neff, K. (2011). *Selbstmitgefühl: Wie wir uns mit unseren Schwächen versöhnen und uns selbst der beste Freund werden.* München: Kailash.
Nemčić-Moro, I., Franciškovič, T., Britvić, D., Klarić, M. & Zečević, I. (2011). Disorder of extreme stress not otherwise specified (DESNOS) in Croatian war veterans with posttraumatic stress disorder: case-control study. *Croatian Medical Journal, 52,* 505–512.
Newman, E., Orsillo, S.M., Herman, D.S., Niles, B.L. & Litz, B.T. (1995). Clinical presentation of disorders of extreme stress in combat veterans. *Journal of Nervous and Mental Disease, 183,* 628–632. http://doi.org/10.1097/00005053-199510000-00003
Orange, D. M., Atwood, G. E. & Stolorow, R. D. (2001). *Intersubjektivität in der Psychoanalyse.* Frankfurt am Main: Brandes & Apsel.
Pape, W. & Wöller, W. (2015). Niedrig dosiertes Naltrexon in der Behandlung dissoziativer Symptome. *Nervenarzt, 86,* 346–351. http://doi.org/10.1007/s00115-014-4015-9
Patientenrechtegesetz. (2013). Verfügbar unter http://www.bundesaerztekammer.de/recht/gesetze-und-verordnungen/patientenrechtegesetz/
Pelcovitz, D., van der Kolk, B.A., Roth, S., Mandel, F., Kaplan, S. & Resick, P. (1997). Development of a criteria set and a structured interview for disorders of extreme stress (SIDES). *Journal of Traumatic Stress, 10,* 3–16. http://doi.org/10.1002/jts.2490100103
Phillips, M. & Frederick, C. (2007). *Handbuch der Hypnotherapie bei posttraumatischen und dissoziativen Störungen* (2. Aufl.). Heidelberg: Carl-Auer-Systeme.
Pitman, R., Altman, B., Greenwald, E., Longre, R. E., Macklin, M. L., Poire, R. E. & Steketee, G. (1991). Psychiatric complications during flooding therapy for post traumatic stress disorder. *Journal of Clinical Psychiatry, 52,* 17–20.
Putnam, F. W. (2013). *Handbuch Dissoziative Identitätsstörung Diagnose und psychotherapeutische Behandlung.* Paderborn: Probst.
Reddemann, L. (Hrsg.). (2011). *Kontexte von Achtsamkeit in der Psychotherapie* (Lindauer Beiträge zur Psychotherapie und Psychosomatik). Stuttgart: Kohlhammer.
Reddemann, L. (2012). *Psychodynamisch imaginative Traumatherapie. PITT – Das Manual* (7. Aufl.). Stuttgart: Klett-Cotta.
Reddemann, L. (2016). *Mitgefühl, Trauma und Achtsamkeit in psychodynamischen Therapien.* Göttingen: Vandenhoek und Ruprecht.
Reddemann, L. (2016). *Imagination als heilsame Kraft* (19., vollst. überarb. Aufl.). Stuttgart: Klett-Cotta.
Reddemann, L. & Dehner-Rau, C. (2007). *Trauma. Folgen erkennen, überwinden und an ihnen wachsen. Ein Übungsbuch für Körper und Seele* (3. Aufl.). Stuttgart: Trias.
Reddemann, L. & Fischer, G. (2010). Worauf es ankommt: Psychodynamische Traumatherapien. *Psychotherapie CIP Medien, 15,* 263–278.

Reddemann, L., Gast, U. & Hofmann, A. (2011). *Psychotherapie der dissoziativen Störungen. Krankheitsmodelle und Therapiepraxis – störungsspezifisch und schulenübergreifend* (3. Aufl.). Stuttgart: Thieme.

Reddemann, L. & Sachsse, U. (1996). Imaginative Psychotherapieverfahren zur Behandlung in der Kindheit traumatisierter Patientinnen und Patienten. *Psychotherapeut, 41,* 169–174.

Reddemann, L. & Sachsse, U. (2000). Traumazentrierte Psychotherapie der chronifizierten, komplexen Posttraumatischen Belastungsstörung vom Phänotyp der Borderline-Persönlichkeitsstörung. In O. F. Kernberg, B. Dulz & U. Sachsse (Hrsg.), *Handbuch der Borderline-Störungen* (S. 555–571). Stuttgart: Schattauer.

Reddemann, L. & Teunißen, S. (2006). Ressourcenorientierung in der Behandlung traumatisierter suchtkranker Patientinnen und Patienten. In I. Schäfer & M. Krausz (Hrsg.), *Trauma und Sucht. Konzepte – Diagnostik – Behandlung* (S. 197–220). Stuttgart: Klett-Cotta.

Reddemann, L., Wöller, W. & Kruse, J. (2014). Opfer traumatischer Gewalt. In W. Wöller & J. Kruse (Hrsg.), *Tiefenpsychologisch fundierte Psychotherapie* (4. Aufl., S. 426–446). Stuttgart: Schattauer.

Reddemann, L. & Wöller, W. (2015). Psychodynamische Verfahren. In G.H. Seidler, H.J. Freyberger & A. Maercker (Hrsg.), *Handbuch der Pschotramatologie* (2. Aufl., S. 673–683). Suttgart: Klett-Cotta.

Rytwinski, N.K., Scur, M.D., Feeny, N.C. & Youngstrom, E.A. (2013). The co-occurrence of major depressive disorder among individuals with posttraumatic stress disorder: a meta-analysis. *Journal of Traumatic Stress, 26,* 299–309. http://doi.org/10.1002/jts.21814

Ross, C.A. (2000). *The trauma model: a solution to the problem of comorbidity in psychiatry*. Richardson, TX: Manitou.

Roth, G. (2015). *Wie das Gehirn die Seele macht*. Stuttgart: Klett-Cotta.

Roth, S., Newman, E., Pelcovitz, D., van der Kolk, B.A. & Mandel, F.S. (1997). Complex PTSD in victims exposed to sexual and physical abuse: results from the DSM-IV Field Trial for Posttraumatic Stress Disorder. *Journal of Traumatic Stress, 10,* 539–555. http://doi.org/10.1002/jts.2490100403

Sachsse, U. (1987). Selbstbeschädigung als Selbstfürsorge. Zur intrapersonalen und interpersonellen Psychodynamik schwerer Selbstbeschädigungen der Haut. *Forum der Psychoanalyse, 3,* 51–70.

Sachsse, U. (2009). *Traumazentrierte Psychotherapie*. Stuttgart: Schattauer.

Sachsse, U., Vogel, C. & Leichsenring, F. (2004). Results of psychodynamically oriented trauma–focused inpatient treatment for women with complex posttraumatic stress disorder (PTSD) and borderline personality disorder (BPD). *Bulletin of the Menninger Clinic, 70* (2), 125–144.

Sack, M. (2004). Diagnostische und klinische Aspekte der komplexen posttraumatischen Belastungsstörung. *Nervenarzt, 75,* 451–459. http://doi.org/10.1007/s00115-003-1612-4

Sack, M. (2005). *Folgen schwerer Traumatisierungen – klinische Bedeutung und Validität der Diagnose komplexe posttraumatische Belastungsstörung*. Verfügbar unter http://www.martinsack.de/_downloads/Sack_Komplexe_PTBS_2005.pdf

Sack, M., Lempa, W. & Lamprecht, F. (2001). Metaanalyse der Studien zur EMDR-Behandlung von Patienten mit posttraumatischen Belastungsstörungen. *Psychotherapie, Psychosomatik, Medizinische Psychologie, 51,* 350–355. http://doi.org/10.1055/s-2001-16898

Sack, M., Sachsse, U. & Dulz, B. (2011). Ist die Borderline-Persönlichkeitsstörung eine Traumafolgestörung? In B. Dulz, S. C. Herpertz, O. F. Kernberg & U. Sachsse (Hrsg.), *Handbuch der Borderline-Störungen* (2. Aufl., S. 197–202). Stuttgart: Schattauer.

Sack, M., Sachsse, U., Overkamp, B. & Dulz, B. (2013). Traumafolgestörungen bei Patienten mit Borderline-Persönlichkeitsstörung. *Nervenarzt, 5,* 608–614.

Sack, M., Sachsse, U. & Schellong, J. (Hrsg.). (2013). *Komplexe Traumafolgestörungen.* Stuttgart: Schattauer.

Safran, J.D., Muran, J.C., Samstag, L.W. & Stevens, C. (2002). Repairing alliance ruptures. In J. C. Norcross (Ed.), *Psychotherapy Relationships that Work: Therapists Contributions and Responsiveness to Patients* (pp. 235–254). New York: Oxford University Press.

Sandler, J. (1960). Sicherheitsgefühl und Wahrnehmungsvorgang. *Psyche, 15,* 124–131.

Sareen, J., Cox, B., Stein, M., Afifi, T., Fleet, C. & Asmundson, G. (2007). Physical and mental co-morbidity, disability, and suicidal behavior associated with posttraumatic stress disorder in a large communitysample. *Psychosomatic Medicine, 69,* 242–248. http://doi.org/10.1097/PSY.0b013e31803146d8

Schmidt, G. (2004). *Liebesaffären zwischen Problem und Lösung.* Heidelberg: Carl-Auer-Systeme.

Schöckel, A., Lampe, A., Reddemann, L. & Gast, U. (2015, Februar). *Die Wirksamkeit der Therapeutischen Beziehung in der stationären Psychodynamisch Imaginativen Traumatherapie.* Vortrag auf der 17. Jahrestagung der DeGPT Trauma-Körper-Psyche, Innsbruck.

Schore, A.N. (2005). Attachment, affect regulation, and the developing right brain: Linking developmental neuroscience to pediatrics. *Pediatriatric Review, 26,* 204–211. http://doi.org/10.1542/pir.26-6-204

Schore, A.N. (2007). *Affektregulation und die Reorganisation des Selbst* (2. Aufl.). Stuttgart: Klett-Cotta.

Schüepp, R., Mattheß, H. & Menne, B. (2013). Komplexe Traumafolgestörungen und Borderline-Persönlichkeitsstörung. In M. Sack, U. Sachsse & J. Schellong (Hrsg.), *Komplexe Traumafolgestörungen* (S. 409–420). Stuttgart: Schattauer.

Scott, M.J. & Stradling, S.G. (1997). Client compliance with exposure treatments for Posttraumatic Stress Disorder. *Journal of Traumatic Stress, 10,* 523–526. http://doi.org/10.1002/jts.2490100315

Shapiro, F. (2013). *EMDR – Grundlagen und Praxis. Handbuch zur Behandlung traumatisierter Menschen* (2. Aufl.). Paderborn: Junfermann.

Siegel, D. J. & Hartzell, M. (2004). *Parenting from the Inside Out: How a Deeper Understanding Can Help You Raise Children Who Thrive.* New York: Penguin.

Spitzer, R.L., Kaplan, S. & Pelcovitz, D. (1989). Victimization disorder: A needed addition to DSM-IV. *Proceedings of the 142nd Annual Meeting of The American Psychiatric Association (APA), 142,* 234.

Stasing, J. (2012). *Imagination und Selbstwirksamkeit.* Unveröffentlichte Diplomarbeit, Universität Klagenfurt.

Steinberg, M. (1994). *Structured clinical interview for DSM–IV dissociative disorders–revised (SCID–D).* Washington, DC: American Psychiatric Press.

Steinert, C., Bumke, P.J., Hollekamp, R.L., Larisch, A., Leichsenring, F., Mattheß, H. et al. (2016). Treating post-traumatic stress disorder by resource activation in Cambodia. *World Psychiatry, 15,* 183–185. http://doi.org/10.1002/wps.20303

Teegen, F. & Schriefer, J. (2002). Komplexe Posttraumatische Belastungsstörung. Eine Untersuchung des diagnostischen Konstruktes am Beispiel misshandelter Frauen. *Zeitschrift für Klinische Psychologie, Psychiatrie und Psychotherapie, 1,* 219–233.

Teegen, F. & Vogt, S. (2002). Überlebende von Folter. Eine Studie zu komplexen PTSD. *Verhaltenstherapie & Verhaltensmedizin, 23,* 91–106.

van der Hart, O., Nijenhuis, E.R.S. & Steele, K. (2008). *Das verfolgte Selbst. Trauma und Dissoziation. Strukturelle Dissoziation und die Behandlung chronischer Traumatisierung.* Paderborn: Junfermann.

van der Kolk, B.A. (1997). *Traumatic Antecedents Questionnaire (TAQ)*. Brookline, MA: The Trauma Center.

van der Kolk, B.A. (2000). Trauma und Gedächtnis. In B. A. van der Kolk, A. C. McFarlane & L. Weisaeth (Hrsg.), *Traumatic Stress: Grundlagen und Behandlungsansätze* (S. 221–240). Paderborn: Junfermann.

van der Kolk, B.A. (2001). The Assessment and Treatment of Complex PTSD. In R. Yehuda (Ed.), *Traumatic Stress* (pp. 182–213). Washington, DC: American Psychiatric Press.

van der Kolk, B.A. (2009). Entwicklungstrauma-Störung: Auf dem Weg zu einer sinnvollen Diagnostik für chronisch traumatisierte Kinder. *Praxis der Kinderpsychologie und Kinderpsychiatrie, 58,* 572–586. http://doi.org/10.13109/prkk.2009.58.8.572

van der Kolk, B.A., Pelcovitz, D., Roth, S., Mandel, F.S., McFarlane, A. & Herman, J.L. (1996). Dissociation, somatization, and affect dysregulation: the complexity of adaptation to trauma. *American Journal of Psychiatry, 153,* 83–93. http://doi.org/10.1176/ajp.153.7.83

van der Kolk, B.A., Roth, S., Pelcovitz, D., Sunday, S. & Spinazzola, J. (2005). Disorders of extreme stress: the empirical foundation of a complex adaptation to trauma. *Journal of Traumatic Stress, 18,* 389–399. http://doi.org/10.1002/jts.20047

van der Zwaard, R. & Polak, M. (2001). Pseudohallucinations: a pseudoconcept? A review of the validity of the concept, related to associate sympomatology. *Comprehensive Psychiatry, 42,* 42–50. http://doi.org/10.1053/comp.2001.19752

van Minnen, A., Hendriks, L. & Olff, M. (2010). When do trauma professionals choose exposure therapy for PTSD-patients? A controlled study about the influence of therapist and patient factors. *Behaviour Research and Therapy, 48,* 312–320. http://doi.org/10.1016/j.brat.2009.12.003

van Minnen, A., Harned, M.S., Zoellner, L. & Mills, K. (2012). Examining protential contraindications for prolongued exposure therapie for PTSD. *European Journal of Psychotraumatology, 3.* http://doi.org/10.3402/ejpt.v3i0.18805

von Korff, M., Crane, P., Lane, M., Miglioretti, D. L., Simon, G., Saunders, K. & Kessler, R. (2005). Chronic spinal pain and physical-mental co-morbidity in the United States: Results from the national co-morbidity survey replication. *Pain, 113,* 331–339. http://doi.org/10.1016/j.pain.2004.11.010

Wampold, B.E. (2010). *The Great Psychotherapy Debate*. London: Taylor & Francis.

Watkins, J. & Watkins, H.H. (2012). *Ego-States – Theorie und Therapie. Ein Handbuch* (3. Aufl.). Heidelberg: Carl-Auer-Systeme.

Weiser, R. & Dunemann, A. (2010). *Yoga in der Traumatherapie.* Stuttgart: Klett-Cotta.

Weiss, J. (1993). *How Psychotherapy Works. Process and Technique*. New York: Guilford.

Wetzels, P. (1998). *Gewalterfahrungen in der Kindheit. Sexueller Missbrauch, körperliche Misshandlung und deren langfristige Konsequenzen*. Baden-Baden: Nomos.

World Health Organization/Dilling, H., Mombour, W. & Schmidt, M.H. (2000). *Internationale Klassifikation psychischer Störungen. ICD-10 Kapitel V (F) Klinisch-diagnostische Leitlinien* (4., korrigierte und ergänzte Aufl.). Bern: Huber.

Wingenfeld, K., Spitzer, C., Mensebach, C., Grabe, H.J., Hill, A., Gast, U. et al. (2010). Die deutsche Version des Chlidhood Traum Questionnaire (CTQ): Erste Befunde zu den psychometrischen Kennwerten. *Psychotherapie, Psychosomatik, Medizinische Psychologie, 60,* 424–450.

Winnicott, D.W. (2006). *Reifungsprozesse und fördernde Umwelt*. Gießen: Psychosozial-Verlag.

Wolf, E.J., Miller, M.W., Kilpatrick, D., Resnick, H.S., Badour, C.L., Marx, B.P. et al. (2015). ICD-11 Complex PTSD in US National and Veteran Samples: Prevalence and Structural Associations with PTSD. *Clinical Psychological Sciene, 3* (2), 215–229. http://doi.org/10.1177/2167702614545480

Wöller, W. (1998). Die Bindung des Missbrauchsopfers an den Missbraucher. *Psychotherapeut, 43,* 117–120. http://doi.org/10.1007/s002780050106

Wöller, W. (2003). EMDR in der Psychotherapie von Persönlichkeitsstörungen. *Zeitschrift für Psychotraumatologie und Psychologische Medizin, 1,* 73–78.

Wöller, W. (2005). Traumawiederholung und Reviktimisierung nach körperlicher und sexueller Traumatisierung. *Fortschritte der Neurologie – Psychiatrie, 73,* 83–90. http://doi.org/10.1055/s-2004-830055

Wöller, W. (2006). Störungen der Emotionsregulierung bei komplexen Traumafolgestörungen. Psychotherapeutische Interventionen. *Nervenarzt, 77,* 327–332. http://doi.org/10.1007/s00115-005-1876-y

Wöller, W. (2013). *Trauma und Persönlichkeitsstörungen. Ressourcenbasierte psychodynamische Therapie traumabedingter Persönlichkeitsstörungen* (2. Aufl.). Stuttgart: Schattauer.

Wöller, W. (2014). *Bindungstrauma und Borderline-Störung. Ressourcenbasierte psychodynamische Therapie.* Stuttgart: Schattauer.

Wöller, W. (2015a). Neuere psychodynamische Theorien und Modelle zu Traumafolgestörungen. In U. T. Egle, P. Joraschky, A. Lampe, I. Seiffge-Krenke & M. Cierpka (Hrsg.), *Sexueller Missbrauch, Misshandlung, Vernachlässigung. Erkennung, Therapie und Prävention der Folgen frühere Stresserfahrungen* (4. Aufl., S. 177–186). Stuttgart: Schattauer.

Wöller, W. (2015b). Ressourcenbasierte psychodynamische Therapie traumaassoziierter Persönlichkeitsstörungen. *Psychologische Medizin, 26,* 20–26.

Wöller, W. (2016). Assoziationsmodell. Drittes psychodynamisches Theoriemodell neben Konflikt- und Strukturmodell? *Psychotherapeut, 61,* 66–71.

Wöller, W., Gast, U., Reddemann, L., Siol, T. & Liebermann, P. (2004). Akute und komplexe Traumafolgestörungen. In G. Flatten, U. Gast, A. Hofmann, P. Liebermann, L. Reddemann, T. Siol et al. (Hrsg.), *Posttraumatische Belastungsstörung. Leitlinie der AWMF und Quellentext* (2. Aufl., S. 29–50). Stuttgart: Schattauer.

Wöller, W. & Hofmann, A. (2013). EMDR und andere traumakonfrontative Techniken. In W. Wöller, *Trauma und Persönlichkeitsstörungen. Ressourcenbasierte psychodynamische Therapie traumabedingter Persönlichkeitsstörungen* (2. Aufl., S. 481–493). Stuttgart: Schattauer.

Wöller, W. & Kruse, J. (2014). *Tiefenpsychologisch fundierte Psychotherapie* (4. Aufl.). Stuttgart: Schattauer.

Wolpe, J. (1969). *The Practice of Behavior Therapy.* New York: Pergamon Press.

Yee, L. & Korner, A.J. (2005). Persistent hallucinosis in borderline personality disorder. *Comprehensive Psychiatry, 46,* 147–154. http://doi.org/10.1016/j.comppsych.2004.07.032